腸の名医が30年かけて
たどり着いた

30秒腸活

お腹が弱い
人のための

順天堂大学医学部教授
小林弘幸

アスコム

便秘・下痢
お腹の悩みに

お腹が弱い人は、
何をするのが一番良いのか。
30年にわたる
医師人生の歩みの中で
たどり着いた答えがあります。

それは、

95%の患者さんが
改善した

自律神経を整え
腸の働きを良くする

腸もみ
呼吸法

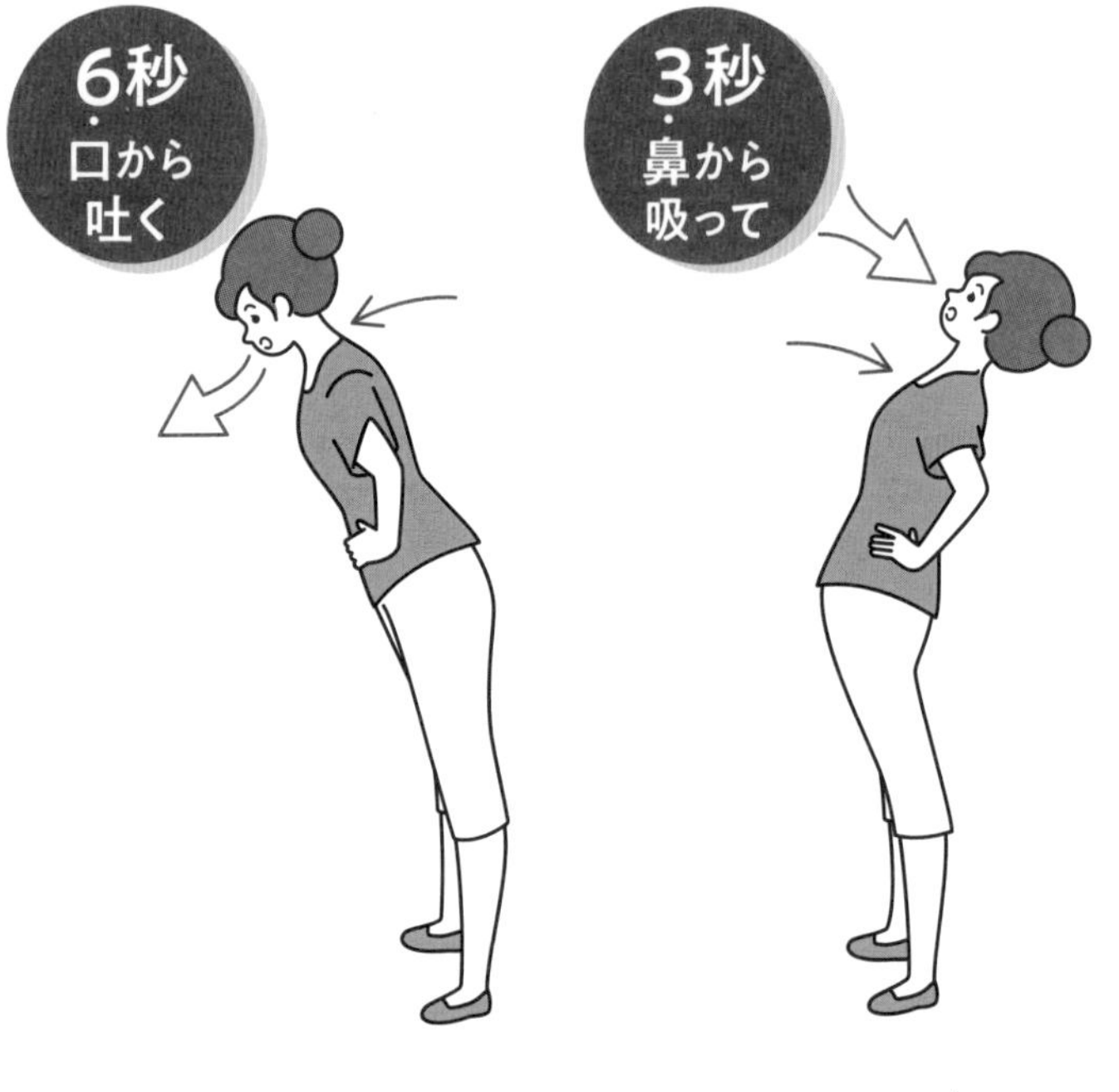

腸内フローラを
活性化させる
全身のばし

この2つを
毎朝30秒ずつやること。

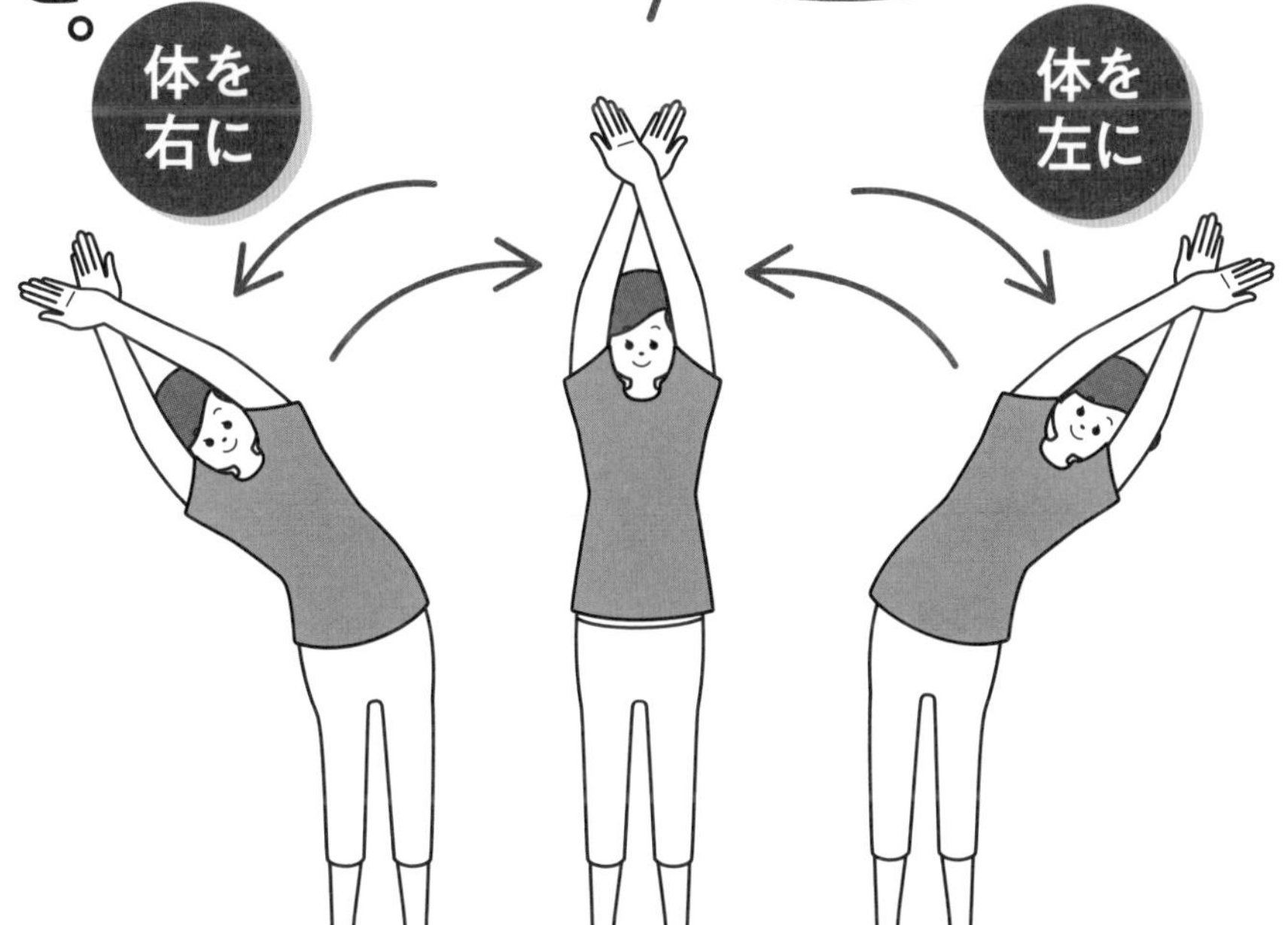

え？　たったこれだけ？　と思われたかもしれません。
でも、これが本当に腸にいいんです。
薬に頼らず、便秘、下痢を改善したい、
お腹の調子を良くしたいなら、
腸もみ呼吸法と全身のばし。
これが私の30年の答えです！

腸もみ呼吸法と全身のばしを
毎朝30秒ずつやるだけで

・いつも便秘で、体がだるい
・下腹がぽっこりしていて気になる
・お腹が張る。体がむくんでいる
・肌荒れ、吹き出物、ニキビで悩みがち
・便秘は一生改善しないとあきらめている
・出そうで出ないのがストレス
・うさぎのようなコロコロした便しかでない

- トイレに時間がかかる
- いきまないと出ない。残便感がある
- ゲップ、おならが臭い気がする
- いつも下痢気味で、便がゆるい
- 突然やってくる腹痛に悩んでいる
- 外食した後は、お腹が痛くなりやすい
- ストレスを感じると、すぐ下痢になる
- 電車に乗るときは、もらさないか不安
- 旅先でも街中でもトイレの場所を把握しておきたい
- 便秘、下痢を交互に繰り返してしまう

・つい、家から出たくない、と思ってしまう
・食べ物に気を使っているが、よくならない
・よく眠れない日が多い
・仕事中のトイレは、我慢しがち
・肩こり、腰痛、冷え性。お腹を触ると冷たい
・なんとなく苦しく、不安な気持ちに

こんな悩みが改善していきます！
2万人以上の患者さんを診てきた医師が
心からすすめる**朝の30秒腸活！**
ぜひ、あなたも今日から始めてみてください！

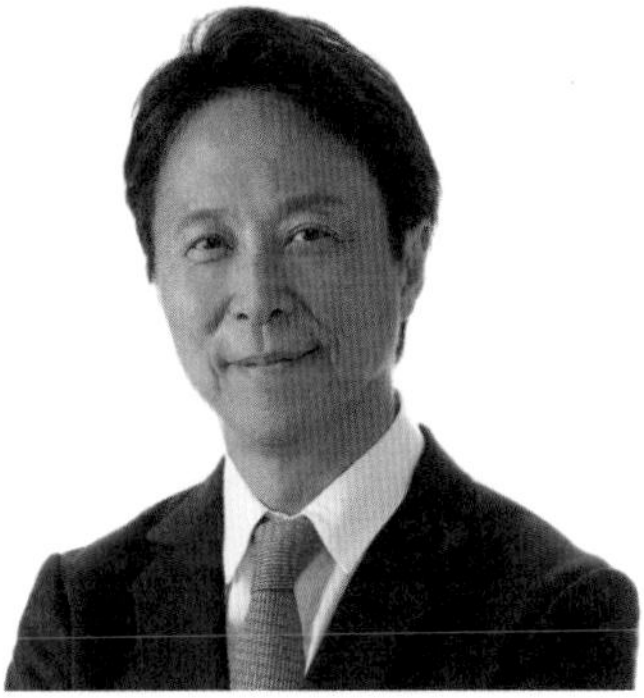

おすすめ！

年々、便秘がち
下痢がちに

便意を
感じにくい

座りっぱなし

食べる量が
少ない

コロコロ便が
多い

体が重く
感じる

ぽっこりお腹

仕事や家事が
億劫

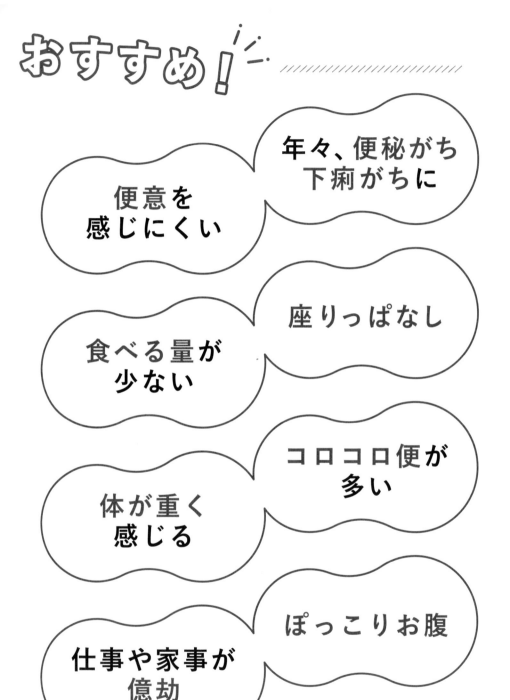

こんな人に

運動不足

食生活が
乱れ気味

立ち仕事
・接客業

インドア派

ストレス
多め

仕事柄、トイレ
に行きにくい

眠れない

イライラする

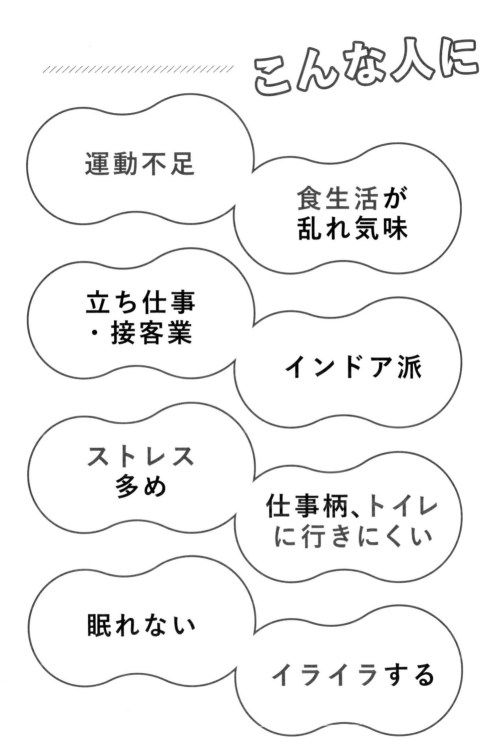

腸の専門家が30年かけてたどり着いた「究極の腸活」とは

私は1995年に、順天堂大学医学部附属順天堂医院に日本初の便秘外来を開設して以来、便秘の悩みを抱える2万人以上の患者さんを診てきました。

その結果たどり着いたのが、

便秘をはじめとする
さまざまなお腹のトラブルを解決するためには、
腸内フローラのバランスを整える運動療法が必要不可欠である

という結論です。

ちなみに、腸内フローラとは腸内細菌の集団（腸内細菌叢《そう》）のことで、腸を健康に保ちお腹のトラブルを解決するためには、腸内フローラのバランスが良いことがとても重要です。

運動療法には、まさに腸内フローラのバランスを整える効果があり、それは海外の研究でも証明されています。

たとえば、アメリカのイリノイ大学では、「座りっぱなしの生活をしている人に、6週間、持久力を鍛える運動をしてもらい、糞便《ふんべん》を検査して腸内環境の変化を調べる」という実験が行われました。

その結果、腸内の「短鎖脂肪酸」の濃度が上がっていることがわかったのです。

短鎖脂肪酸は、酪酸《らくさん》、酢酸《さくさん》、プロピオン酸といった有機酸で、腸の粘膜を守る、腸のぜん動運動（消化された食べものや便など、腸の内容物を移動させる動き）を促すなどの働きがあり、腸の健康を維持するためには必要不可欠です。

また、

運動療法を行い、
体を動かしたり姿勢を正したりすると、
お腹のトラブルの根本的な原因となる
自律神経の乱れを整えることができ、
腸のぜん動運動が促され、頑固な便秘なども改善されます。

自律神経は、交感神経と副交感神経からなり、両者がバランスよく働くことで、生命を維持するために必要な心拍や血圧、体温、胃や腸といった消化器の活動の調節などを行っているのですが、過度のストレスがかかったり、夜更かしをするなど生活習慣が乱れたりすると、そのバランスが崩れます。

これまで腸活というと、食事内容を見直し、食物繊維やヨーグルトなど、腸に効くものを意識して食べること、自律神経が乱れる原因となるストレスを解消することなどに注目が集まりがちでした。

もちろん、そうした体の内側のケアも大事ですが、それだけではお腹のトラブルは改善されません。

また、整腸薬や下剤を利用しても、やはり慢性化した便秘などのお腹のトラブルはなかなか改善されません。

薬に頼らず、体の内側のケアを行うだけでなく、

とにかく運動を行い、腸をもんだり上体を動かしたりして、体の外側から刺激を与えること。

お腹のトラブルをしっかり解決するためには、それが何よりも大事なのです。

しかも、

運動療法は、毎日少しずつでも続けることに意味があります。

続けているうちは、どんどん腸は健康になり、健康な状態を維持することができますが、運動をやめると、せっかくの効果が失われてしまいます。
先ほど紹介したイリノイ大学の実験でも、運動をやめると、短鎖脂肪酸の濃度が元の状態に戻ってしまったそうです。

あなたの腸内フローラを活性化させる、30秒腸活を毎朝やろう！

私は、便秘外来に来られた患者さんに、

腸を内側と外側から刺激する運動療法をおすすめしています。

この運動療法は、私が長年の診療経験と研究結果をもとに考案したものですが、そのうち特にみなさんにおすすめしたいのが、腸もみ呼吸法と全身のばしです（腸もみ呼吸法と全身のばし以外にも、患者さんの症状に合わせておすすめしている運動があります。それらは本書の特別付録としてまとめています）。

腸もみ呼吸法は、腸のあたりをマッサージしながら、3秒吸って6秒吐く呼吸を何度か繰り返すというものです。

一回あたり最低30秒程度でかまいません。

私自身、必ず毎朝、腸もみ呼吸法を行っています。

腸もみ呼吸法

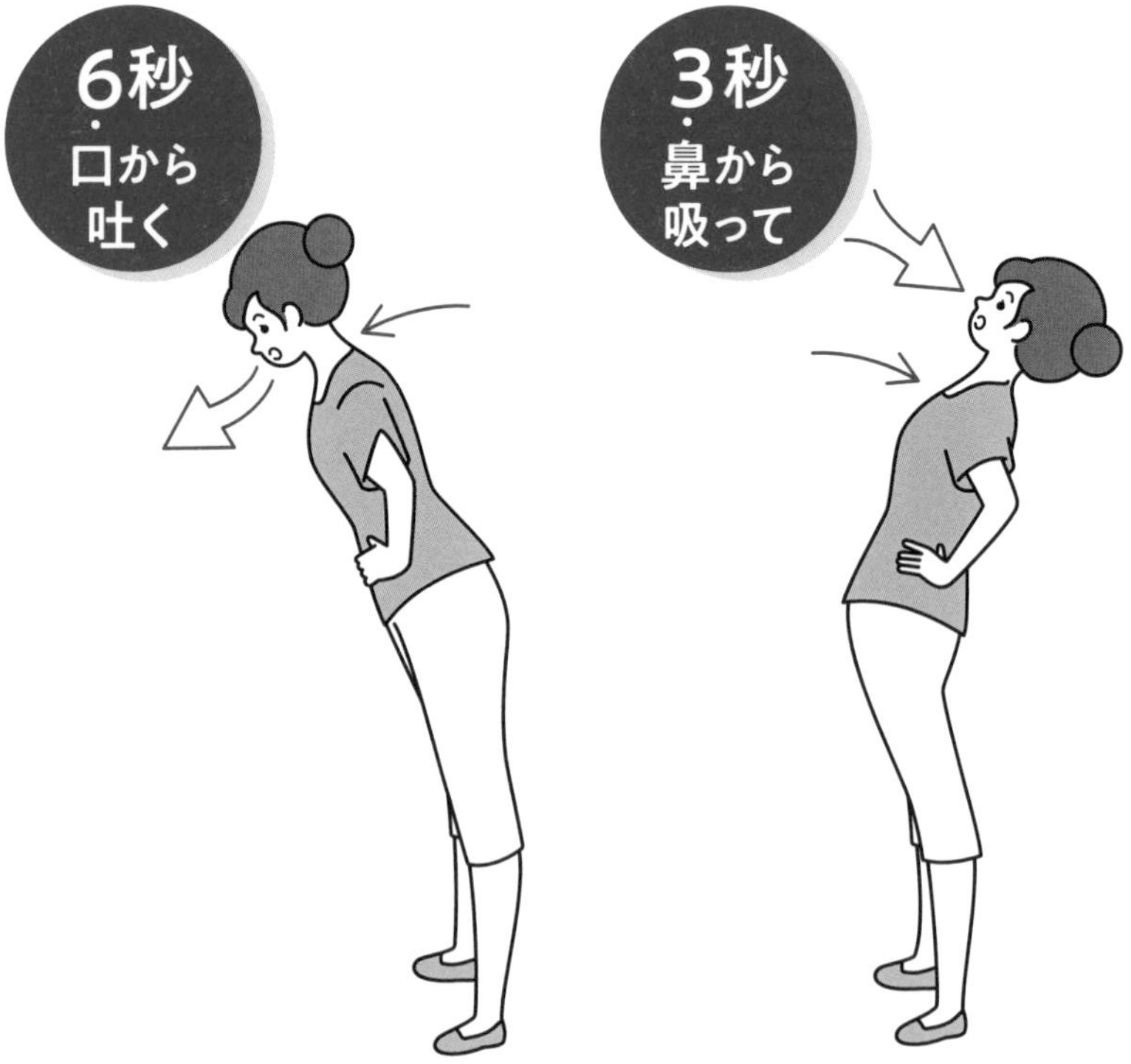

現代社会では、浅く速い呼吸が習慣化しており、それが原因で自律神経が乱れている人が多いのですが、一日30秒でも深くゆっくりした呼吸を行うことで、自律神経のバランスが整います。

さらに腸のあたりをマッサージしながら呼吸を行うことで、体の内側と外側から腸に刺激を与え、ぜん動運動と便の排出を促し、腸内環境を整えます。

腸もみ呼吸法を実践された患者さんからは、

「頑固な便秘が改善され、血流量がアップし、肌の調子が良くなった」(50代女性)

「便秘が改善され、体のだるさが消えて、仕事の集中力が上がった」(40代男性)

といった声を多数いただいています。

一方、全身のばしは、便秘や下痢などお腹のトラブルの原因となる自律神経の乱

全身のばし

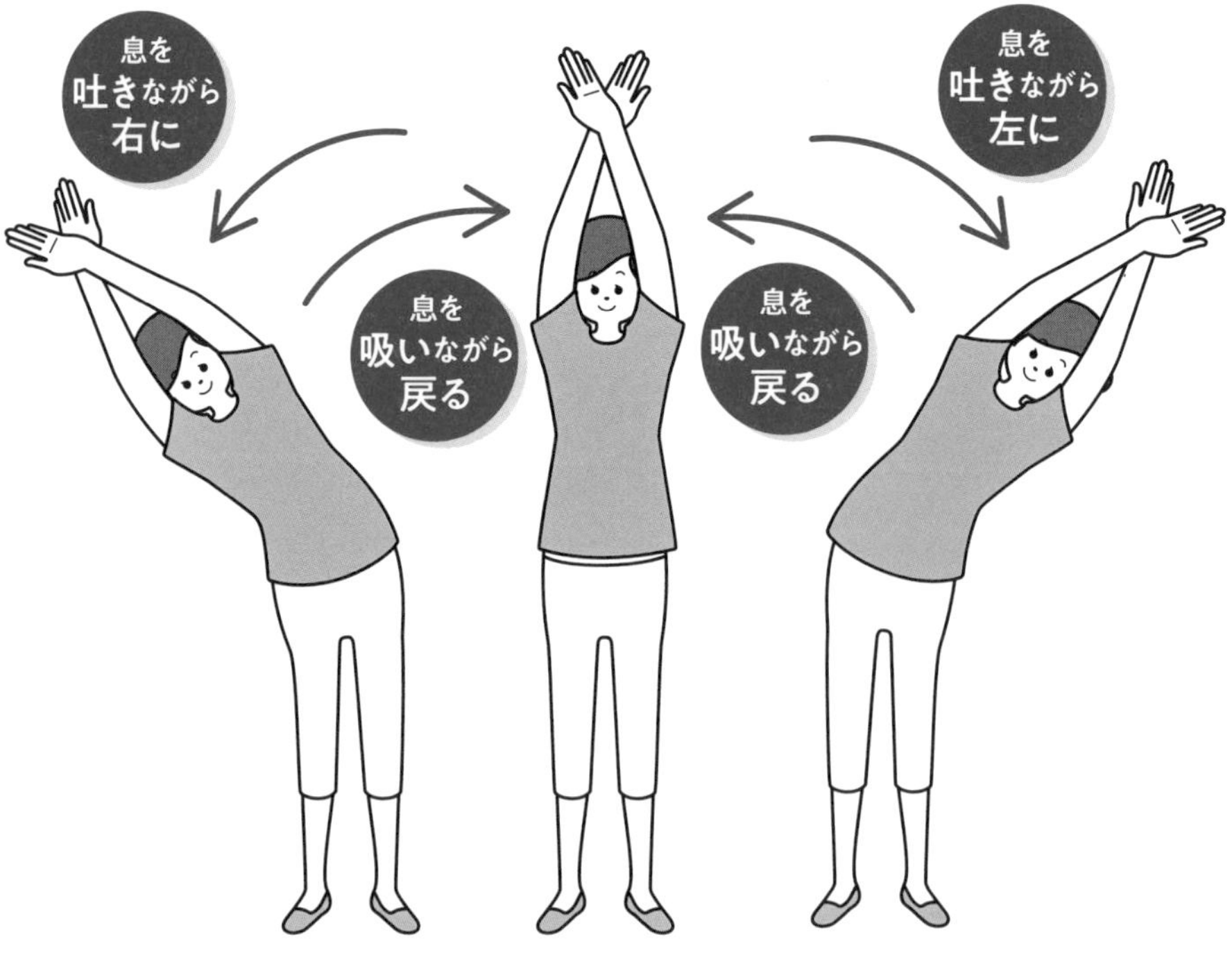
息を
吐きながら
右に
息を
吸いながら
戻る
息を
吸いながら
戻る
息を
吐きながら
左に

れ、猫背や腰の曲がりなどの姿勢の悪さを一挙に正し、かつ腸の働きを妨げるお腹周りの筋肉の硬直をほぐすというものです。

全身のばしは、腕を上にのばし、一回あたり最低30秒程度、無理のない範囲で、体を左右や前に倒すだけ。

それだけで、自律神経も姿勢も整い、筋肉がほぐれて血行が良くなり、腸の働きが良くなります。

普段、あまり体を動かしていない方は、最初のうちは大変だと感じられるかもしれませんが、筋肉がのびて気持ち良さを感じられますし、びっくりするほど体が変わりますから、ぜひ楽しみつつ続けてみてください。

全身のばしを続けている患者さんからも、

「便秘が改善されただけでなく、睡眠の質が上がり、血圧が正常に」（60代男性）
「便秘が改善し、1か月もたたないうちに体脂肪率が2％減った。さらに、ひどかった五十肩が治り、夜、ぐっすり眠れるようになった」（50代女性）

といった声が多数寄せられています。

なお、腸もみ呼吸法と全身のばしは、ぜひ朝にやるようにしてください。

腸活を成功させるポイントは朝にあります。
朝は、自律神経が副交感神経から交感神経に切り替わるタイミングであり、朝の過ごし方によっては、その切り替えがうまくいかず、自律神経のバランスが乱れ、腸の働きも悪くなってしまいます。

朝の過ごし方が変われば腸が変わり、腸が変われば人生が変わります。

朝起きたら、まずは最低30秒程度、腸もみ呼吸法を行ってから、やはり30秒程度、全身のばしを行う。これを毎朝続けることで、自律神経のスムーズな切り替えを促し、腸を刺激し、腸内環境を整え、腸の健康を保つ。

それこそが究極の腸活なのです！

なぜ、たった30秒の腸活でいいのか？

これまで数多くの患者さんの腸と向き合ってきたからこそ、わかったことがあります。

それは、「運動療法をはじめとする腸活を続けるのは、なかなか難しい」ということです。

「とにかく便秘を解消したい！」というお悩みを解消するだけなら、特別付録で紹介するお腹のお悩み別の体操やトイレ体操などを行っていただくと、比較的すぐに効果があらわれます。

しかし、腸を本当に健康にするためには、腸活を続ける必要があります。

気まぐれに何日かだけやっても意味はありません。

腸活を続けている間は、腸はどんどん健康になり、その健康が維持されますが、腸活をやめてしまうと、せっかくの効果が薄れてしまうからです。

ただ、自分の腸内を直接見ることはできません。

たとえば、普段の便の状態や体調などから「腸が確実に健康になっている」と実感できるようになるまでには、たいてい数週間から2か月ほどかかります。始めのうちは、なかなか効果を実感しにくいのです。

それが、腸活を続けていくことを難しくさせる原因の一つになっているように感じます。

そこで私が考えたのが、「毎朝、最低30秒ずつ、全身のばしと腸もみ呼吸法を行う」という、無理なく簡単に続けられて、しかも効果の高い腸活なのです。

もちろん、全身のばしと腸もみ呼吸法を30秒以上やっていただいてもかまいませんし、時間に余裕がある人や体を動かすことに慣れている人、具体的なお腹のお悩みがある人は、ぜひ特別付録で紹介するお悩み別の体操や、そのほかの腸活を組み合わせてください。

しかし大事なのは、あくまでも「続けること」。

腸は習慣を大切にする臓器です。

過去の本では、朝昼晩の3回、腸活を行うようおすすめしたこともありますが、

腸もみ呼吸法と全身のばしを、一日1回30秒ずつでいいので、とにかく毎日続けましょう。

それに勝る腸活はありません。

これが、約30年間、腸と向き合ってきた私の結論です。

腸は、手をかけてあげればあげただけ、健康になってくれます。

みなさんには、ぜひそれを理解したうえで、楽しく長く腸活を続けていただければと思っています。

お腹のトラブル、便秘、下痢に悩む人は年々増えている

お腹のトラブル、便秘、下痢に悩む人の数は、近年さらに増えています。

食生活の変化に加え、社会の高齢化が進み、お腹のトラブルを抱えやすい年齢層の人口が増えていること、コロナ禍《か》などでストレスを抱え、自律神経のバランスを

崩す人が増えたこと、テレワークの人が増え、体を動かすことが少なくなったことなど、原因はいろいろと考えられるでしょう。

お腹のトラブルが起きると、腸内環境が悪化して、より自律神経が乱れ、免疫力が低下します。

その結果、

「常にお腹のこと、トイレのことなどが気になってしまう」
「お腹が張り、食欲がなくなってしまう」

といったことに加え、

・やる気がわかなくなったり、イライラしたりする
・肥満や肌荒れ、むくみなどがひどくなる

・睡眠の質が低下し、疲れが取れにくくなる

といった、心身のさまざまな不調があらわれます。

さらに、風邪にかかりやすくなり、糖尿病をはじめとする生活習慣病や肝臓の病気、心臓の病気、急に便意をもよおす過敏性腸症候群、潰瘍《かいよう》性大腸炎、クローン病、大腸がん、うつ病、認知症といった病気にもかかりやすくなります。

古代ギリシャの哲学者であり医師でもあるヒポクラテスは、

「すべての病気は腸から始まる」

と言っていますが、腸の不調は、まさに万病のもとなのです。

何歳になっても、腸活を続けることが健康への近道

なお、お腹のトラブルの中で特に多いのが、高齢者の便秘です。

便秘外来を訪れる患者さんは、10代後半~30代の若い女性から50代以上の男性まで、性別も年齢層も多岐《たき》にわたっていますが、年齢を重ねれば重ねるほど、男女を問わず、便秘の人が増えるのです。

その理由としては、運動不足、自律神経の乱れ、食事量や水分摂取量の低下、腸内環境の悪化、感覚器官の機能や筋力の低下などが挙げられます。

これらが原因となって起こる、加齢に伴う腸機能の低下。
それは誰にでも起こることであり、避けられません。

しかし、腸活を続ければ、誰でも、何歳からでも腸内環境を整え、腸の働きを良好に保ち、病気を遠ざけることができます。

ほかにも、本書では、私が患者さんの腸と向き合う中で「これは、お腹の調子を整えるうえで効果が高い」と感じた方法をできる限り紹介しています。
たとえばトイレの中で簡単にできるトイレ体操は、「排便できないことが死ぬほどつらい」という患者さんの悩みに応えるべく、考え出したものです。

30秒腸活を中心とした小林式腸活を行い、自律神経のバランスが整って、お腹の不調が解決すると、気持ちを安定させるホルモンなどがしっかり作られるようになり、血流が良くなり、免疫力も高まるため、

・気持ちが明るくなり、やる気が出てくる

・疲れにくくなる

・肌荒れやむくみが解消され、若々しく美しく、太りにくくなる

・病気にかかりづらくなり、アレルギーの症状なども緩和される

・認知症が予防できる

といった効果も期待できます。

便秘が改善した患者さんから、よく「空って青くてきれいなんだな、と気づきました」という言葉を聞きますが、腸が整うと、人生が変わるのです！

私は医師として、お腹のトラブルをはじめ、心身の不調に悩む人を減らすことこそが自分の責務だと思い、これまで働いてきました。

本書は、そんな私の30年間の集大成であり、一人でも多くの人に、健康な腸と幸福な人生を手に入れていただきたいという思いを込めて書きました。

本書で紹介する30秒腸活により、みなさんに明るく楽しい毎日が訪れることを、私は心から願っています。

contents

第1章

なぜ年齢とともにお腹の悩みが増えるのか

便秘、下痢、お腹の張り、食欲低下……

第2章

薬に頼らず、お腹の悩みを解決！ 95％が改善した究極の30秒腸活「やり方」

第3章

なぜ、あなたのお腹が弱いのか。質問にすべて答えます

第4章

腸活を成功させるカギは朝!

医師がすすめる朝腸活ルーティーン

特別付録

お腹の症状別に！よく効く小林式腸活のススメ

特別付録 1

便秘、ガス腹、膨満感……即効性が欲しい人のための腸活体操

特別付録
2
お腹スッキリ！
いきまず、スルスル出る魔法のトイレ体操

特別付録
3
腸にいい健康術3選

第1章

Intestinal activity

便秘、下痢、お腹の張り、食欲低下……

なぜ年齢とともにお腹の悩みが増えるのか

加齢とともにお腹の悩みを抱える人は増えていく

◎男女問わず、多くの高齢者が便秘に苦しんでいる

今、お腹の不調に悩んでいる人は少なくありません。

マイボイスコム株式会社が２０２４年１月、約１万人を対象に行った「腸の健康」に関する調査によると、直近１年間に「便秘・下痢、軟便、腹痛、お腹が張る」といった腸の不調を感じた人の割合は、41・４％という結果が出ています。

また、次ページのグラフは、厚生労働省が２０２２年に行った「国民生活基礎調査」に基づき、性別・世代別の便秘の有訴者率を示したものですが、

高齢になればなるほど、便秘の有訴者率が高くなっていることがわかります。

しかも、若い世代では、女性の便秘の比率が圧倒的に高いのですが、高齢になると男女の差がなくなり、80歳を超えると、男性の比率が高くなります。

実際、便秘外来で診察をしていても、**80歳を超えると、男性の患者さんのほうが多い**と感じます。

なお、有訴者率は、あくまでも自覚の

日本における性別・世代別の便秘の有訴者率

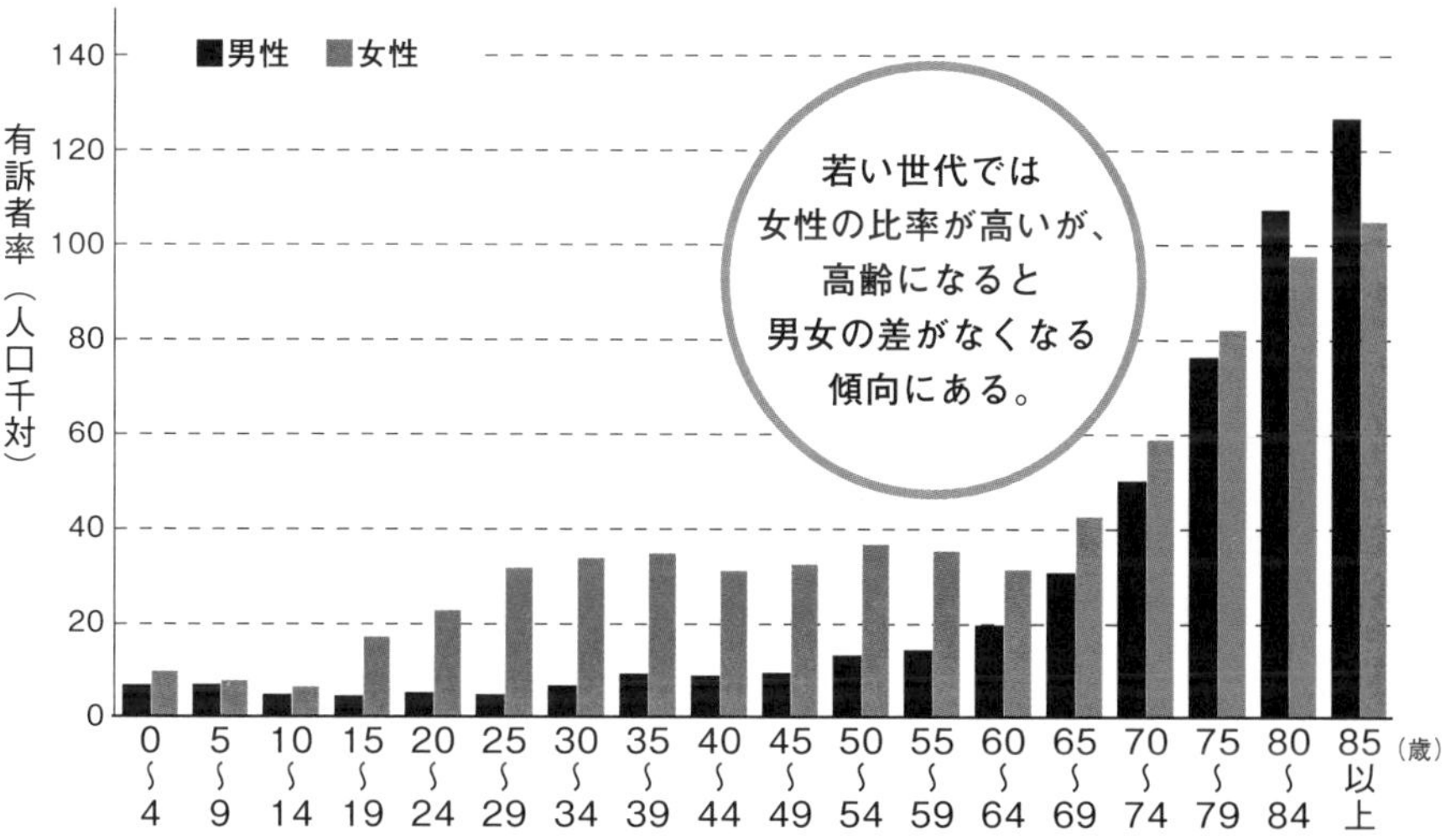

厚生労働省「2022 年　国民生活基礎調査」より作成

ある人のみの割合であり、無自覚の人を含めると、もっと多くの人が便秘という腸の不調を抱えていることになります。

◎お腹の不調は万病のもと

頻繁にお腹が痛くなったり、便がゆるくなったり、逆に何日も便が出なくなったり、常にお腹が張った状態になったり……。

便秘であれ下痢であれ、

お腹の不調というのは、誰にとっても嫌なものです。

腸の調子が悪いと、どうしても気分がすぐれなくなり、集中力が低下します。

好きなものを好きなだけ食べられなくなる、どこに行ってもトイレの場所が気になり、外出するのがおっくうになる、といったことも起こりやすくなるでしょう。

中でも**便秘は、心身にさまざまな悪影響を与えます。**

詳しいことは後でお話ししますが、慢性的な便秘は、肌のトラブルや肥満、免疫力の低下、アレルギー、うつ病、認知症などの原因になるだけでなく、高血圧や動脈硬化、脳卒中、心血管疾患といった病気のリスクも高めるのです。

初めて便秘外来にいらっしゃる患者さんのほとんどは、元気がなく、顔色が悪く、肌荒れがひどく、体全体がむくんだような状態です。

便秘はそれほどまでに、心身の健康を損なうのです。

ただ、そうした患者さんたちも、「大変でしたね、苦しかったでしょう」と声をかけ、腸にまつわる話をしているうちに、少しずつ表情が明るくなっていきます。

自分でできることをいろいろ試しても効果があらわれず、ほかの人にもなかなか相談できないという状態で来られる方が多いため、便秘の苦しみをわかってくれる医師がいるだけで、気持ちが楽になるようです。

さらに、症状が深刻なときのみ整腸剤や下剤などを処方しつつ、腸を整えるための簡単な体操や食事をお伝えし、実践していただくと、ほんの3週間から1か月ほどで、みなさん、生まれ変わったように元気になり、若々しく美しくなります。

◎あなたの腸は疲れていないか？

患者さんの多くは、便秘の症状がかなりひどくなってから便秘外来に来られるのですが、腸が疲れていることに気づいていない人も世の中にはたくさんいます。

毎日便が出ていても、腸が健康であるとは限りません。

そして、腸の疲れを放置していると、「体がだるい」「よく眠れない」「病気にかかりやすい」「やせられない」「肌が荒れる」「花粉症がひどくなる」といった、心身のさまざまな不調が起こるようになります。


ではここで、みなさんの腸の疲れ具合をチェックしてみましょう。

腸を実際に目で見ることはできませんが、便の様子や生活習慣から、腸がどのような状態なのかを知ることはできます。

ぜひ、次ページの「腸疲労チェック」を試してみてください。

簡易的なものですが、ご自身の腸がどれだけ疲れているかを計る目安になるはずです。

Yesが0～1個の人の腸は……とても元気
腸は元気な状態です。引き続き腸をいたわりましょう。
Yesが2～3個の人の腸は……ちょっとお疲れ
今は問題がありませんが、今後、問題が出る可能性もあります。

腸疲労チェックリスト ✓

		Yes
1	便秘気味で排便が毎日ない	
2	便が硬かったり、下痢だったりする	
3	便意を突然感じる、またはまったく感じない	
4	排便後、お腹に張りや残った感じがある	
5	のどが渇かないと、水は飲まない	
6	食事時間が不規則、またはお腹が空いたら食べる	
7	肉中心の食生活で、発酵食品はあまり食べない	
8	毎朝起きる時間がバラバラである	
9	お風呂はシャワーですませることが多い	
10	ほぼ歩かない日があり、運動不足を感じる	

Yesが4~6個の人の腸は……お疲れ腸はお疲れモードです。今の生活を続けていると、心身に不調が出てくるかも。

Yesが7~10個の人の腸は……超お疲れ腸がSOSを出しています。すぐに生活習慣を見直し、腸活を！

みなさんの腸の疲れ具合はいかがでしたか？

Yesの数が少なくても、1~4がYesの場合は、腸が疲れている可能性が高いといえますし、「起きたときにおへその周りを触ると、冷たさを感じる」「おならが異常に臭《くさ》い」という場合も要注意です。

ほかに、便の状態からも、腸内環境の様子を知ることができます。

みなさんの便は、次ページの表のうち、どれにあてはまりますか？

ウンチで腸内環境をチェック！

あなたのウンチはどのタイプ？

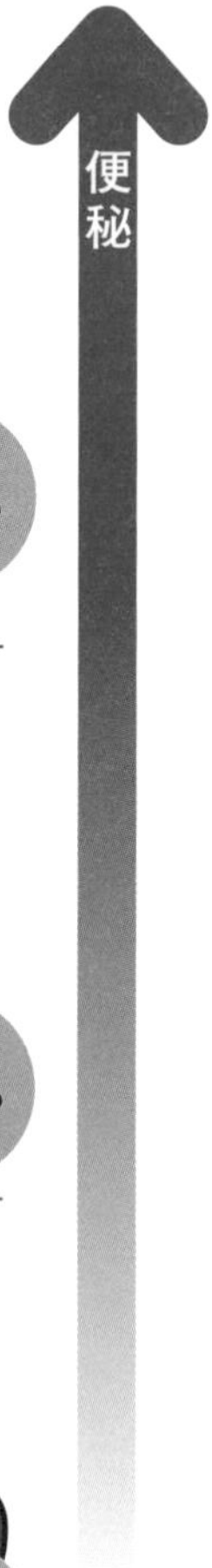

コロコロ便

硬くてコロコロしている。水分や食物繊維が不足した状態。腹圧が弱いと出すのに時間がかかり、残便感も強い。

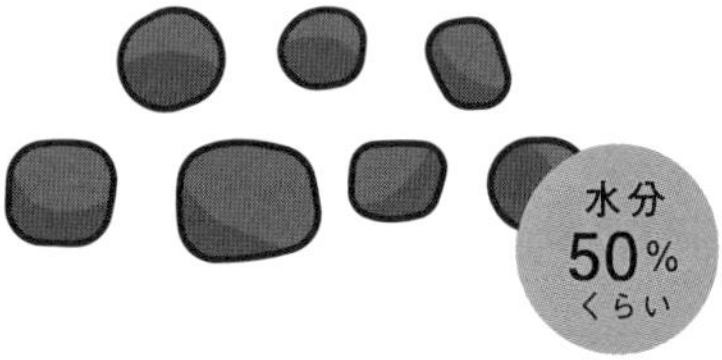

硬い便

コロコロした便がソーセージ状に固まっている。無理に出すと肛門を傷つけてしまうことも。

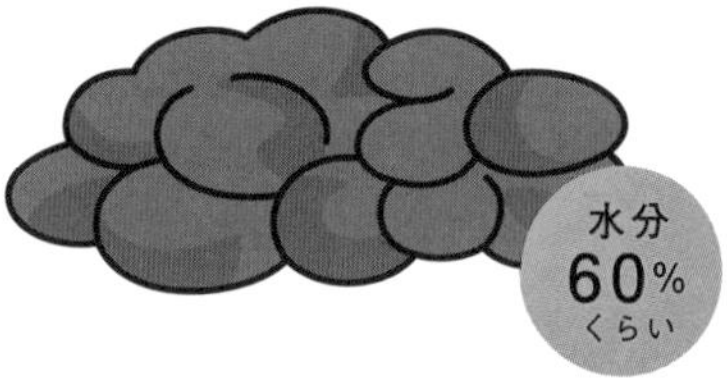

やや硬い便

ソーセージ状に固まり、表面にひび割れが見える。少しいきめば出るが、残便感が残ることも。

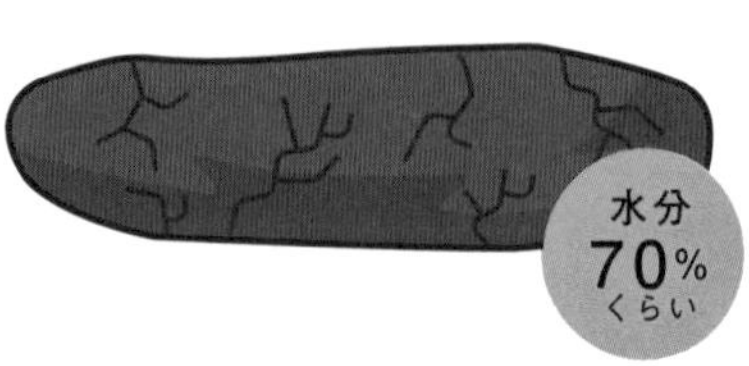

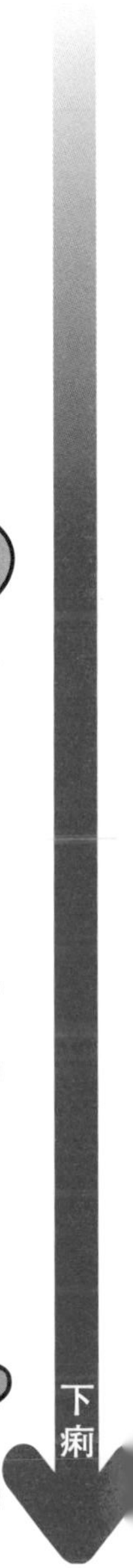
下痢

バナナ便

いきまずにストンと出る。表面がなめらかでやわらかい。軽く水に浮くのは、食物繊維が豊富で理想的な便。

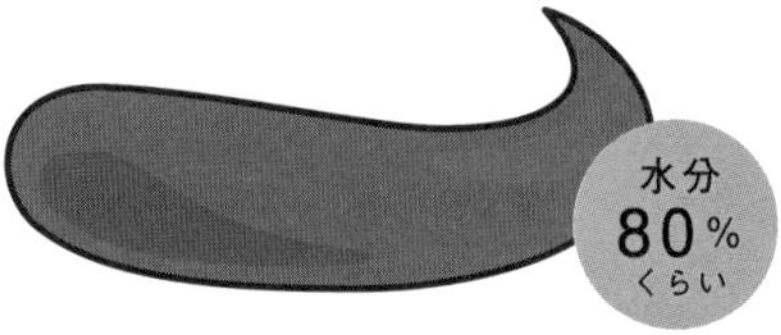
水分
80%
くらい

やや
やわらかい便

半分固形で、形があるがやわらかい。一度に出きらず、小分けに出ることもある。

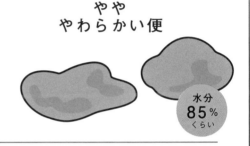

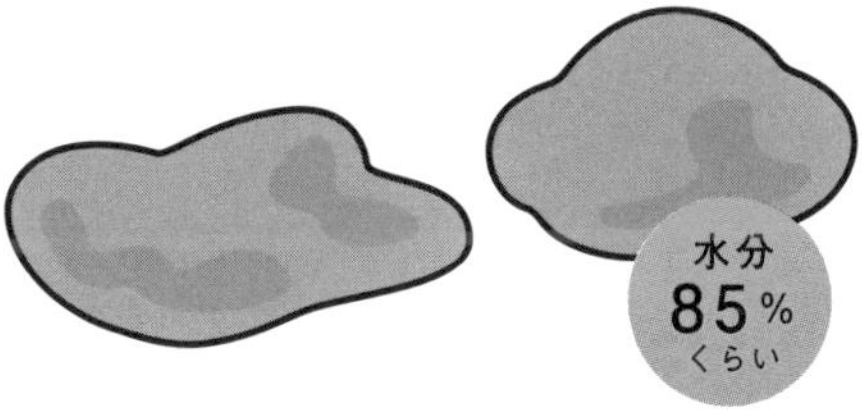
水分
85%
くらい

泥状便

形がはっきりせず、ドロドロのことも。いきまずに出るが、残便感もある。

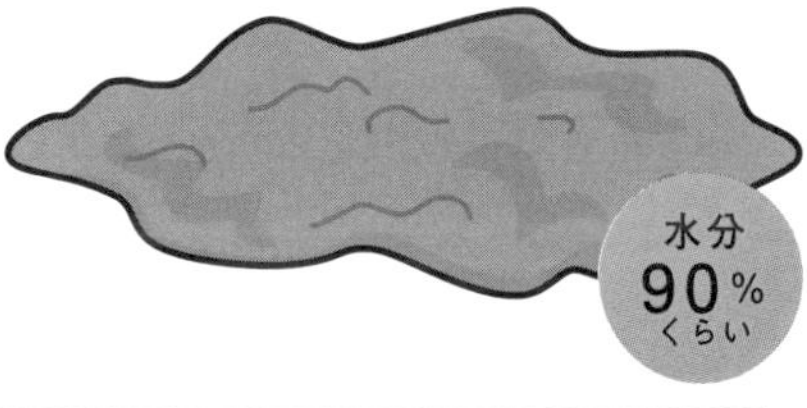

水様便

液状で固形物を含まない。消化しきれなかった固形物が混じることも。食中毒やウイルス感染症の疑いもある。

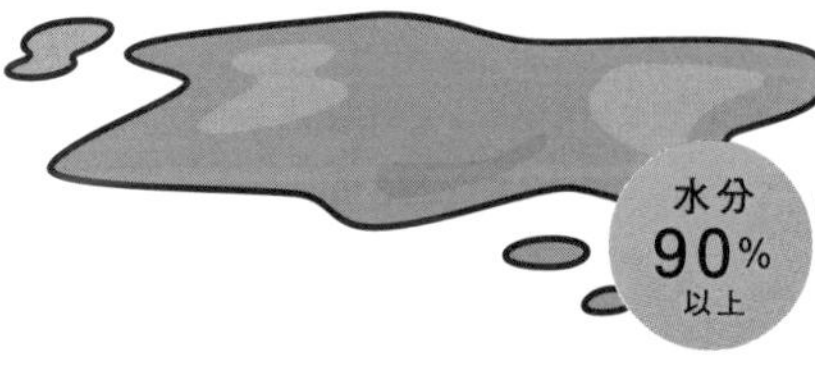
水分
90%
以上

腸が疲れていること、腸内環境が良くないことがわかった人は、ぜひ**今日から30秒腸活を始めてみてください。**

毎日続けていれば、お腹のトラブルが改善され、腸や心身が健康になっていくのを実感できるはずです。

また、現時点で腸が健康な人も、腸や心身の健康を維持するために、ぜひ30秒腸活を生活に取り入れてください。

腸は、栄養素の吸収から便の形成、免疫まで担う働き者

◎小腸や大腸は「消化器系」の一部

高齢者に便秘の人が多い理由についてお話しする前に、腸の仕組みや、便秘・下痢などがどうして起こるのかといったことについてお伝えしておきましょう。

私たちは炭水化物、タンパク質、脂質、ビタミン・ミネラルなど、生命を維持し、活動するために必要な栄養素やエネルギーを、食事によって摂っています。

ただ、食べものの栄養素は大きな分子から成っており、これを体内に取り込んで活用するためには、消化し、小さな分子に分解する必要があります。

その、食べものの消化、吸収、排泄《はいせつ》までの一連の流れを担うのが消化器系です。消化器系は、口から食道、胃、小腸、大腸、肛門へと至る一本の管および、胆汁《たんじゅう》を作る肝臓、膵液《すいえき》を作る膵臓《すいぞう》など、消化液を分泌する各器官から成ります。

◎腸には多種多様な腸内細菌が生息している

腸は、小腸と大腸に分けられます。

小腸の長さは、成人で約7~8mと非常に長く、その内壁は、「絨毛《じゅうもう》」と呼ばれる、毛細血管やリンパ管を内包する無数のヒダで覆われています。

それによって、小腸の内壁の面積が最大化され、消化物から栄養素をしっかりと吸収することができるのです。

一方、大腸の役割は排泄物を作ることです。

小腸から送られてきた消化物は、ぜん動運動(腸管が順次くびれることによって、腸の内容物を前へ押し出していく運動）によって大腸の中を運ばれていきますが、その間に水分が搾《しぼ》り取られ、便が形作られていきます。
大腸の内壁には絨毛はなく、粘膜に覆われています。

なお、腸には腸内細菌が生息しています。

腸内細菌は多種多様で、数百種類に分かれ、約40兆個もいるといわれており、小腸から大腸まで、自分の住みやすい場所に住み着き、常に生存競争を繰り広げています。

どのような細菌が優勢になり、どのような細菌が劣勢になるかは、その人の食事内容や生活習慣、年齢、健康状態などによって左右されますが、こうした腸内の環境のことを腸内細菌叢（腸内フローラ）と呼びます。

腸内細菌は大きく、次の3つのグループに分けることができます。

・**有用菌：ビフィズス菌、乳酸桿《かん》菌など。腸を刺激してぜん動運動を活発化し、栄**

養素の消化・吸収を促す、ビタミンを合成する、免疫力を向上させるなど、人にとって有用な働きをする。善玉菌ともいわれる。

・有害菌：ウェルシュ菌、黄色ブドウ球菌、大腸菌（毒性株）、バクテロイデス（毒性株）など。腸内をアルカリ性に傾け、腸内環境を悪化させ、発がん物質や毒素を作るなど、人にとって有害な働きをする。悪玉菌ともいわれる。

・中間菌：連鎖球菌、大腸菌（無毒株）、バクテロイデス（無毒株）など。健康なときはおとなしいが、体が弱ったり腸内環境が悪化したりすると、人にとって有害な働きをする。日和見菌《ひよりみ》ともいわれる。

有用菌が多いと、短鎖脂肪酸が作られます。

短鎖脂肪酸は、酪酸、酢酸、プロピオン酸といった有機酸で、腸の粘膜を守る、腸のぜん動運動を促す、腸内を弱酸性にする、炎症を抑える、免疫を高める、血糖値が上がるのを防ぐなど、腸や体の健康にとって、非常に重要な役割を果たしています。

短鎖脂肪酸を増やすためには、有用菌の餌《えさ》となる食物繊維などをしっかり摂ること、そして運動を行うことが大事です。

一方、便秘や下痢など、お腹のトラブルが続いているときは、有害菌が多い状態であり、有害菌が増えやすい腸内環境になっているといえます。

このように書くと、「有用菌が多ければいいのか」と思われるかもしれませんが、腸が活発に働くためには有害菌もある程度必要であり、有用菌が多すぎると、アレルギー反応が過剰になるなどの悪影響もあると考えられています。

どのようなバランスが理想的であるかは、一概にはいえません。

ただ、**腸内細菌の多様性を維持しつつ、腸活によってできるだけ有用菌を増やし、有害菌を減らすことが、腸や心身の健康を維持**

するうえで大事だということはたしかです。

◎人間の心身の健康は腸から生まれる

人間の健康は、腸から生まれると言ってもいいでしょう。

腸には、人間の免疫力の約70％が集約されているからです。

免疫とは、体にとって有害なものを排除する自己防御システムのことです。

小腸の絨毛の間にある「パイエル板」には、ウイルスや細菌を捕獲・撃退する免疫細胞が集まっており、腸内細菌と免疫細胞は互いに影響を与え合っています。

さらに、**やる気や幸福感も、健康な腸から生まれます。**

小腸では、やる気を生み出す神経伝達物質「ドーパミン」を合成するビタミンが作られており、精神を安定させる働きがあり、「幸せホルモン」と呼ばれる神経伝達物質「セロトニン」も、約90%は小腸で作られているからです。

セロトニンが不足すると、ストレスを感じやすくなったり、うつっぽくなったりしますし、セロトニンの生成量が減ると、睡眠を促すホルモン「メラトニン」の量も減るため、睡眠の質も低下します。

私がこれまで診てきた患者さんの中には、**腸を整えることで、体質だけでなく性格まで変わったという方がたくさんいらっしゃいます。**

腸が元気だと、病気になりにくく、ストレスを感じにくく、幸福感を覚えやすく、やる気が生まれやすい体になることができるわけです。

◎便意を我慢しすぎると便秘の原因になる

ここで、排便の仕組みについても説明しておきましょう。

大腸のぜん動運動によって水分が抜けた消化物は、少しずつ便の形になっていき、肛門に通じる直腸にたまっていきます。


直腸に便がある程度たまると、直腸壁が刺激され、その刺激が脊髄《せきずい》内の仙骨神経を通って脳へと伝えられ、脳が排便をするよう腸に指令を出します。

脳からの指令が届くと、肛門の内側にある内肛門括約筋という筋肉が自然とゆるみます。

その状態でトイレに入り、自分の意思で外肛門括約筋という筋肉をゆるめることで、便が体外へ押し出されます。

便意が感じられる時間は5～15分ほどであり、便意を我慢しすぎると、次第に便意が抑えられ、便秘の原因となるため、注意が必要です。

ちなみに、大腸は、「上行結腸」「横行結腸」「下行結腸」「S状結腸」「直腸」の5つの部位に大きく分けられます。

このうち、便秘をしたときに便がたまりやすいのは、

・小腸と大腸をつなぐ上行結腸の入り口あたり

・横行結腸の両端の曲がった部分（2か所）

便がたまりやすい箇所はココ！

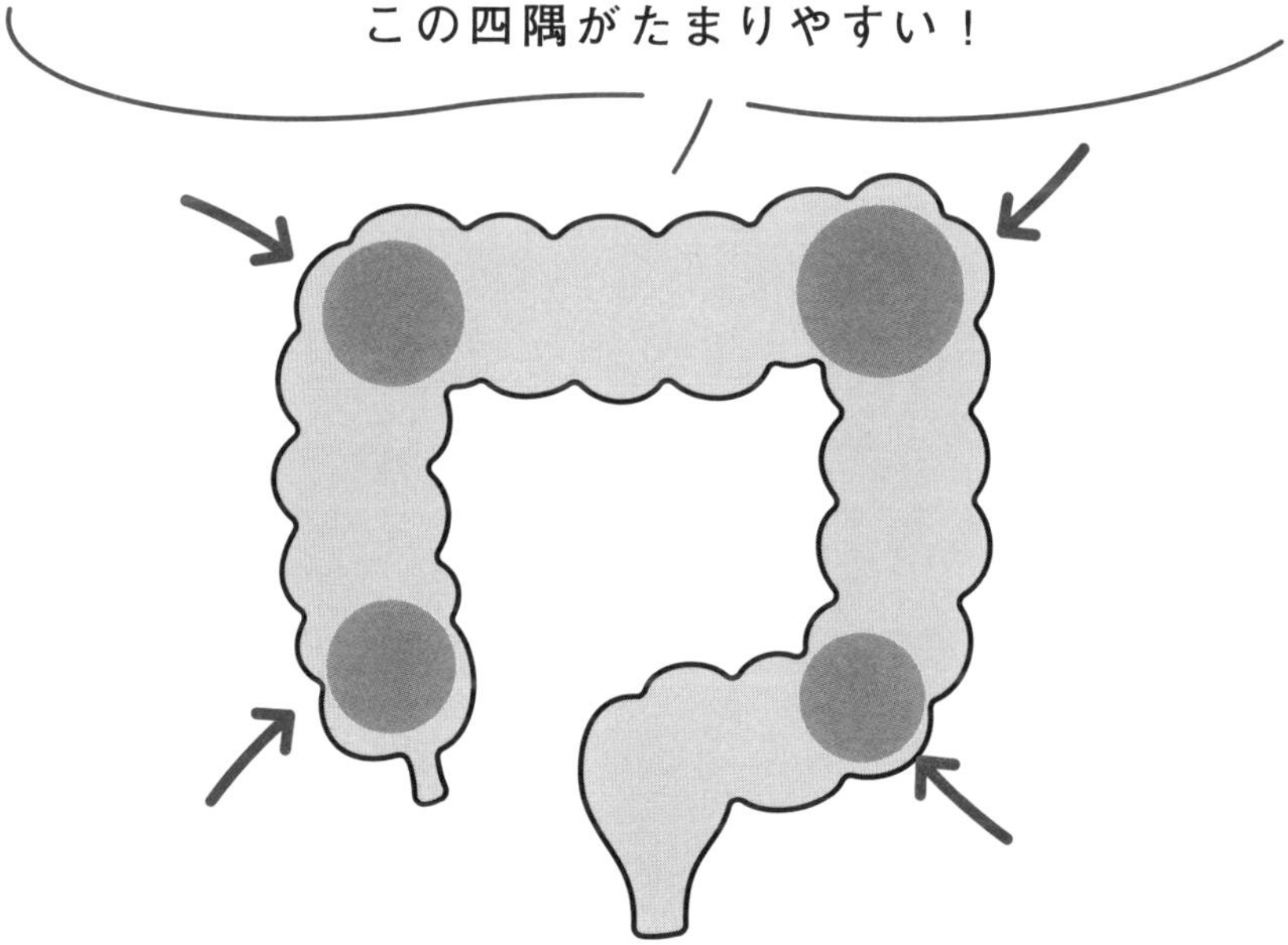

・下行結腸からS状結腸にかけて

の4か所となります。

これまで、腸の仕組みや働きについてお話ししてきましたが、30秒腸活を中心とした小林式腸活を行えば、小腸や大腸の働きを活発化させたり、便がたまりやすい大腸の4か所のポイントを外側から刺激したりすることができます。

その結果、便秘や下痢が改善するだけでなく、免疫力がアップし、ドーパミンやセロトニンなどの生成が促されるため、病気や心身の不調を遠ざけ、驚くほど健康な体を手に入れることができるのです。

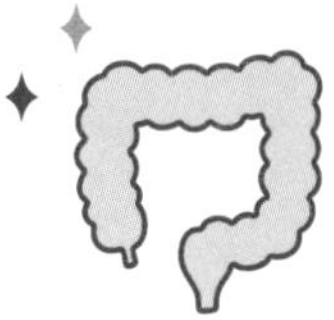

知れば知るほどわかる、腸という器官のすごさ

◎腸は、脳よりもはるかに昔から存在している

私が「腸」としっかり向き合うようになってから30年になりますが、知れば知るほど、**腸というのは奥が深い、優れた器官**だと感心します。

まず、体内の多くの器官は脳からの指令を受けて動きますが、腸は自ら考え、判断することができます。

たとえば、腐ったものなどを食べると下痢の症状が起こるのは、「害のあるものから体を守ろう」と腸が判断するためです。

腸には約1億個の神経細胞があり、「第二の脳」とも呼ばれていますが、私に言わせれば、脳こそが「第二の腸」です。

なぜなら、腸は脳が出来上がるよりはるかに昔から存在しており、ほとんどの動物は脳ではなく腸から形成されるからです。

しかも、情報の伝達や処理に関わる神経系の細胞が最初に誕生したのは、脳ではなく腸だったことも明らかになっています。

さらに、脳と腸は「迷走神経」と呼ばれるネットワークで直接つながっており、ホルモンや神経伝達物質などの働きを通して、相互に強い影響を与え合っています。

この脳と腸の関係を「脳腸相関」といいます。

脳にとっていいことは腸にとっても良く、腸にとっていいことは脳にも良い影響を与えますが、

脳や腸がストレスを受けると、その影響はもう一方にも及びます。

緊張するとお腹が痛くなったりするのも、そのせいです。

◎腸の働きは自律神経によってコントロールされている

腸は、独自の神経と自律神経によって二重にコントロールされており、**ぜん動運動などは自律神経によってコントロールされています。**

手や足などの神経は、脳からの指令を受けて動いていますが、自律神経は、意思とは関係なく勝手に働き、生命を維持するために必要な心拍や血圧、体温、消化活動の調節などを行っています。

自律神経は、大きく「交感神経」と「副交感神経」の2つに分けられます。

車にたとえると、基本的には、交感神経がアクセルの働きを、副交感神経がブレーキの働きをしており、交感神経が優位になると、心身が緊張して活動に適した状態になり、副交感神経が優位になると、心身がリラックスし睡眠や休息をとりやすくなります。

ほとんどの臓器は、交感神経が優位になると活発に働き、副交感神経が優位になると活動が緩やかになるのですが、胃や腸などの消化器官においては、交感神経が優位なときにはぜん動運動が抑制され、副交感神経が優位なときには活発になります。

交感神経と副交感神経がスムーズに切り替わり、アクセルとブレーキの両方がよく効く状態こそが、自律神経のバランスがとれた状態であり、自律神経がバランスよく働いてくれることは、人が健康に生きていくうえで必要不可欠なのです。

ところが、睡眠の質の低下や過度のストレスなどによって自律神経のバランスが崩れると、「眠れなくなる」「気分が落ち込む」「やる気や集中力がなくなる」「食欲がなくなる」「疲れやすく、疲れが取れにくくなる」「病気にかかりやすくなる」など、心身にさまざまな不調があらわれます。

夜更かしをしたりストレスを抱えたりすることが多い現代人には、自律神経の乱れによって体調を崩している人が少なくありません。

腸と自律神経も相関関係にあり、自律神経のバランスが崩れて交感神経優位な状態が続くと、腸のぜん動運動などが適切に行われなくなり、便秘や下痢などが起こりやすくなります。

また、腸の働きが悪くなると、自律神経のバランスも崩れます。

「自律神経が乱れて腸の働きが悪くなり、さらに自律神経が乱れ、腸を含め心身の調子がどんどん悪くなる」といった悪循環もしばしば起こります。

逆に、近年の研究により、便秘や下痢などが解消され、腸内環境が整うと、自律神経が整うこともわかってきています。

そして、

30秒腸活には、腸の働きだけでなく、自律神経の乱れを整える作用もあります。

たとえストレスや睡眠不足などによって自律神経が乱れ、腸に不調があらわれていても、30秒腸活を行うことで、自律神経と腸の状態を改善することができるのです。

便秘や下痢など、腸の不調が起こる原因

◎毎日、便が出ていても、便秘の人もいる

次に、便秘や下痢など、お腹の不調が起こるメカニズムをお話ししましょう。

『便通異常症診療ガイドライン』（編集・日本消化管学会）では、便秘と下痢を以下のように定義しています。

・**便秘：本来排泄すべき糞便が大腸内に滞ることによる兎便状便・硬便、排便回数の減少や、糞便を快適に排泄できないことによる過度な怒責、残便感、直腸肛門の閉塞感、排便困難感を認める状態。**

・**下痢：便形状が軟便あるいは水様便、かつ排便回数が増加する状態。**

便秘に関しては、「何日間、便が出ていなければ便秘」といった、具体的な日数は記されていません。

つまり、2、3日排便がなくても、問題なく便を排泄できていれば便秘ではなく、毎日排便をしていても、過度にいきまなければ便が出なかったり、残便感があったりすると、便秘の疑いがあるということになります。

ちなみに、通常は便の80％が水分ですが、便秘になると水分の割合は70％以下に低下し、下痢になると90％以上に増えます。

◎腸内環境の悪化や自律神経の乱れが腸の不調を招く

お腹の不調が起こる原因として、

まず挙げられるのが、「腸内環境の悪化」です。

腸内にはおびただしい数の腸内細菌がいますが、過度のストレスを感じたり、食物繊維や発酵食品の摂取量が少なく、タンパク質や脂質の摂取量が多すぎる食生活を続けたりすると、腸内細菌のバランスが悪化し、有害菌が優勢になります。

有害菌が優勢になると、有害菌の出す有害な物質によって腸管が麻痺《まひ》し、大腸のぜん動運動が鈍くなり、便秘になりやすくなります。

あるいは逆に、有害菌の出す有害物質を早く排出しようとして、ぜん動運動が活発になりすぎることがあります。

すると、大腸で消化物中の水分が十分に吸収されず、便がやわらかくなり、下痢が起こりやすくなります。

下痢が長く続くと、有害物質だけでなく、有用菌まで排出されてしまい、腸内環境はますます悪化します。

お腹の不調が起こる原因として、次に挙げられるのが、「自律神経の乱れ」です。

生活習慣の乱れや過度のストレスなどによって自律神経が乱れ、交感神経優位な状態が続くと、ぜん動運動が過剰に抑制され、消化物の移動速度が落ち、消化物中の水分が吸収されすぎて便が硬くなり、便秘が起こりやすくなります。

逆に、副交感神経優位な状態が続くと、ぜん動運動が過剰に活発化し、消化物の移動速度が速くなり、消化物中の水分が吸収されづらくなって便がやわらかくなり、下痢が起こりやすくなるのです。

ほかに、食中毒やウイルス感染、暴飲暴食やストレスによる消化不良などが、下痢の原因となることもあります。

◎慢性的な便秘には3つのタイプがある

なお、便秘には、下の図のようにさまざまなタイプがありますが、日常生活が原因で起こる慢性的な便秘は、「弛緩《しかん》性便秘」「痙攣《けいれん》性便秘」「直腸性便秘」の3種類に分けられます。

・弛緩性便秘

高齢者や女性に多く見られる便秘で、加齢や運動不足、水分不足、食物繊維不足、腹筋力の低下などによって大腸の動きが悪くなり、便が長時間腸内にとどま

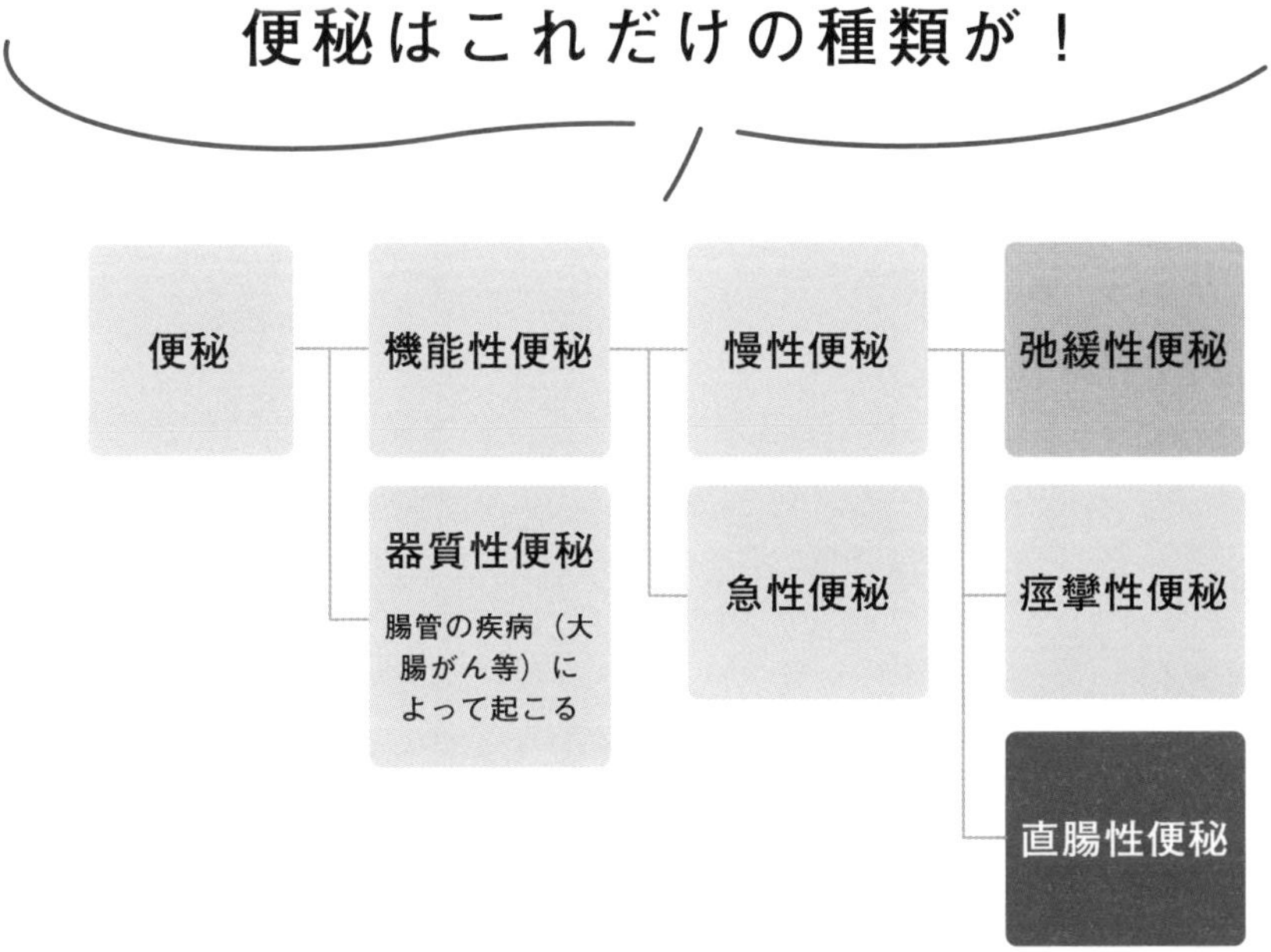

り、水分が過剰に吸収されて硬くなるために起こります。
日本人の便秘の多くは弛緩性便秘だといわれています。

・**痙攣性便秘**
若年者に多く見られる便秘で、ストレスや不規則な生活などによって自律神経が乱れ、便がうまく運ばれなくなることで起こります。

・**直腸性便秘**
高齢者や寝たきりの人、仕事や学校で自由にトイレに行くことができない人に多く見られる便秘で、便意があっても排便を我慢してしまうことを繰り返し、直腸の排便反射が低下して起こります。

これまで見てきたような、腸内環境や生活習慣、自律神経の乱れ、あるいは加齢などが原因で起こる便秘や下痢は、**小林式腸活を行うことで、ほとんど**

改善できるはずです。

◎便秘や下痢の後ろに、重大な病気が隠れているケースもある

ただ、**便秘の種類によっては、腸活の前に、きちんとした治療が必要なものもあります。**

たとえば、器質性便秘は、大腸がんやポリープといった病気が原因となって起こります。

- 急に便が細くなり、それが何日も続く
- 便の色が黒くなっている
- 痛みがたまに出る

という場合は要注意です。

できるだけ早く検査を受けるようにしてください。


特にご高齢の方には、日々、便の状態を観察すると同時に、できれば定期的に、便潜血検査や内視鏡による大腸の検査を受けていただきたいと思っています。

なお、大腸がんが原因で、下痢のような症状が起こる場合もあります。


ほかに、「**下痢のような症状の後ろに、便秘が隠れている**」というケースもしばしばあります。

大腸を、「便塊《べんかい》」という硬く大きな石のようになった便がふさいでいて、その上をやわらかい液状の便がつたい、少しずつ漏れ出てしまうのです。

この場合、誤って下痢止めなどを飲むと、ますます症状が悪化するおそれがあります。

下痢のような症状に悩んでいる方で、体臭に便臭が混じっているような場合は、便塊が原因である可能性が高いといえます。

こうしたケースがあるということを、みなさんもぜひ知っておいてください。

このように、お腹のトラブルにはさまざまなケースがありますが、**30秒腸活を行い、腸の健康を維持することで、便塊ができるのを防いだり、大腸がんなどの怖い病気を遠ざけたりすることは可能です。**

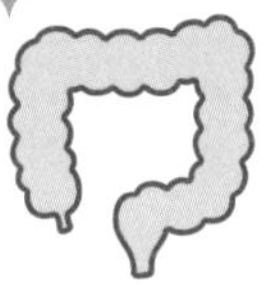

便秘・下痢が体に及ぼす悪影響

◎お腹の不調は、自律神経の乱れを悪化させる

お腹の不調は、心身にさまざまな悪影響を与えます。

下痢が長く続くと、日常生活に支障が出たり体力を消耗したりするほか、体内の水分や栄養分などが失われ、脱水症状や栄養失調を引き起こすことがあります。

特に高齢者の場合、こうした状態が命の危険につながることもありますし、脱水症状が続くと、腎臓や心臓への負担が大きくなり、腎不全や不整脈などを引き起こすこともあります。

しかし、**より気をつけるべきなのは便秘だといえるでしょう。**

便秘によりお腹が痛くなったり張ったりすると、食欲が低下し、栄養状態が悪化して、ますます便秘状態が続きやすくなります。

また、**脳と腸には「脳腸相関」がある**ため、脳がストレスを感じると、自律神経が乱れ、腸内環境が悪化し、腸内環境が悪化すると、それが脳に伝わってストレスになり、さらに自律神経が乱れるという悪循環が起こってしまいます。

自律神経が乱れると、頭痛、めまい、動悸《どうき》、息切れ、血圧上昇、多汗、食欲低下、冷え、肩こり、倦怠《けんたい》感、不眠といった全身症状や、イライラ、不安、抑うつ、パニック障害といった精神症状があらわれやすくなります。

体が重く感じられて疲れやすく、動くのがおっくうになって運動不足になり、ますます便秘が悪化するという悪循環も生まれるでしょう。

◎便秘になると、便が腐敗し、肌荒れや頭痛、肥満などの原因になる

便秘になると、便は温かい腸の中に長くとどまることになり、腐敗します。

すると、アンモニアや硫化水素、肝臓にダメージを与えるインドールなど、体にとって有害な物質が発生し、有害菌が増えて腸内環境が悪化します。

発生した有害な物質が腸管から血液に入り込むと、毒素が血流に乗って全身にまわり、肌荒れや頭痛、めまい、吐き気などの原因となりますし、血流も悪くなるため、冷えやむくみ、疲労や肩こりなどが起こりやすくなります。

尿中のインドールの量を測定することで、腸の状態を知ることもできるので、興味のある方はぜひ検査してみてください。

便秘になり便が硬くなると、肛門に負担がかかり、**痔《じ》にもなりやすくなります。**

さらに、腸管が詰まり腸閉塞状態になると、腹痛や吐き気といった症状が起きますし、便秘によって腸管内部の圧力が高まり、大腸の血流が悪くなると、炎症や潰瘍が生じます。

便秘は、肥満の原因にもなります。

便が排出されず腸内に長くとどまると、便に含まれる脂肪分や糖分などが体内へ再吸収され、皮下脂肪として蓄えられてしまったり、便秘によって胃腸の働きが鈍くなると、消化・吸収に時間がかかり、食物に含まれた栄養が必要以上に吸収されてしまったり、代謝機能が低下してしまったりするためです。

◎便秘は動脈硬化を加速させ、重大な疾患のリスクを高める

便秘で便がスムーズに出ず、排便時に過度にいきむと、血圧や心拍数が急上昇し、それが脳卒中や心血管疾患の原因となりますが、**便秘は動脈硬化も加速させます。**

便が腸内に長くとどまると、便の中のコレステロールが腸によって再吸収され、血管に付着するようになります。

コレステロールなどによって血管が詰まり気味になったり、排便時に過度にいきんだりすると、血管に大きな圧力がかかり（血圧が上がり）ます。

大きな圧力がかかると、血管が破れないようにするため、体は血管の壁を厚くしますが、血管の壁が厚くなると、その分血液の通り道が狭くなって、血管にはさらに圧力がかかり、体は血管の壁をより厚くします。

こうして、動脈の血管の壁が厚く硬くなり、柔軟性や弾力性を失うことを、動脈硬化といいます。

動脈硬化が進むと、血管はささいなことで傷ついたり破れやすくなったりしますし、血管や心臓に大きな負担がかかったり、ついた傷をふさぐために作られたかさぶた状のものが積み重なって血栓となり、それが血管を詰まらせたりします。

その結果、**頭痛やめまい、脳梗塞《こうそく》や脳出血、心筋梗塞、肺血栓塞栓症、動脈瘤《りゅう》破裂などが起こりやすくなる**のです。

腸内環境が悪化すると、免疫細胞が力を発揮できなくなって免疫力が低下し、病気にかかりやすくなりますし、セロトニンの生成量が低下して、ストレスを感じやすくもなります。

ほかに、便秘は大腸がんや認知症のリスクも高めると考えられていますし、「便秘になると、精神的にも肉体的にもＱＯＬが低下する」「労働生産性が低下する」といったデータもあります。

このように、便秘はさまざまな体の不調や病気をもたらします。

アメリカで行われた調査では、便秘の人はそうでない人に比べて10年後の生存率が約12%、15年後の生存率が約20%低かったという結果も出ているのです。

ですから、みなさんにはぜひ、30秒腸活によって健康な腸を手に入れ、元気に長生きしていただきたいのです。

年齢を重ねれば重ねるほど、腸活が必要になる理由

◎加齢による食事量や水分摂取量の低下に注意

前項では、便秘や下痢などが起こる基本的な原因についてお話ししました。

では、なぜ年齢を重ねると、便秘に悩む人が増えるのか。

主な理由としては、次のようなことが考えられます。

- **食事量や水分摂取量の低下**
- **腸内環境の悪化**

・自律神経の乱れ
・感覚器官の機能低下
・筋力の低下

まず、年齢を重ねると、咀嚼《そしゃく》力や消化吸収能力の低下、運動量の低下などにより食が細くなります。

すると、どうしても栄養が偏りがちになり、食物繊維も摂りづらくなります。

食物繊維は、人間の消化酵素によって消化されにくい成分のことであり、消化されないまま大腸まで運ばれ、その間に老廃物や食べかすなどをくっつけ、腸内をきれいに掃除してくれます。

食物繊維には、水に溶ける水溶性のものと、水に溶けない不溶性のものがありますが、このうち、リンゴ、コンブやワカメ、ニンジン、サトイモ、オクラ、キノコ類、ソバなどに多く含まれる水溶性の食物繊維には、便をやわらかくするほか、有用菌であるビフィズス菌の餌となり、腸内環境を整える働きがあります。

一方、ゴボウ、サツマイモ、豆類、玄米などに多く含まれる不溶性の食物繊維は、水分を吸収して膨らみ、便の体積を大きくして腸を刺激し、便通を促す働きがあります。

このように、食物繊維には、便通を促すためのさまざまな働きがあります。野菜、果物、海藻類には両方の食物繊維を含むものが多く、便秘を防ぐためには、これらの食材を適度に摂る必要があるのです。

また、便が排出されやすい適度なやわらかさになるためには水分が必要ですが、年齢を重ねると、水分量が不足しがちです。

加齢に伴い、水分を体内に保持する力、水分不足を感知する力が低下したり、頻《ひん》尿《にょう》になったり、夜中にトイレに行きたくなるのを避けるため、水分の摂取を控えたりするためです。
すると、どうしても便が硬くなり、排出されにくくなってしまいます。

◎年齢を重ねると、腸内環境も悪化しやすくなる

年齢を重ねると、腸内細菌の多様性が失われるとともに、腸内の有用菌の数が減り、有害菌が増えていきます。
森永乳業は、0歳から104歳までの367人の腸内フローラを解析・比較し、その結果を2016年に公開していますが、それにより、腸内環境が加齢に伴って変化すること、60代以降、ビフィズス菌などの有用菌の減少と大腸菌などの有害菌の増加が顕著となることがわかっています。

こうした変化が起こる原因としては、やはり加齢に伴って食が細くなり、ビフィズス菌の餌となる水溶性食物繊維やオリゴ糖などの摂取量が減ること、抗生物質な

どの薬によって、病原菌とともに有用菌までもが排除されてしまうこと、生活習慣病の影響などが考えられます。

年齢を重ねると、自律神経も乱れやすくなります。

男性の場合は30代半ば、女性の場合は40代以降になると、急激に副交感神経の働きが弱くなり、交感神経優位な状態に偏りがちになるといわれています。

交感神経優位な状態が長く続くと、腸のぜん動運動が過剰に抑制されるため、便秘になりやすくなってしまうわけです。

◎感覚器官の機能や筋力の低下が、高齢者の便秘につながる

加齢に伴い、排便に必要な感覚器官の機能や筋力が低下することも、便秘が増える原因となります。

年齢を重ねると、腸の弾力性が失われてぜん動運動などの運動機能が下がり、消化物が運ばれる速度が遅くなります。するると、消化物の中の水分が腸に吸収される時間が長くなり、便が硬くなって排出されにくくなります。

また、近年の研究では、直腸に便がたまったときに便意を感じるのは、骨盤の底に位置する筋肉（骨盤底筋）だと考えられていますが、年齢を重ねると、この筋力が弱くなり、感覚も鈍くなります。

腸管の壁には神経細胞がありますが、これも年齢を重ねると減少し、感覚が鈍く

なるといわれています。

すると、直腸に便がたまっても気づきにくくなるため、便意が起こらず、便が排出されにくくなり、

・便がたまり、その間に便の中の水分が腸によって吸収される

←・便が硬くなって排出されにくくなり、ますます便がたまる

←・便を収めるため直腸が拡張し、便意を感じにくくなる

という悪循環が起こってしまうのです。

さらに、加齢やそれに伴う運動不足などにより、腹筋や横隔膜、肛門括約筋などの筋力が衰えると、便を押し出す力も弱くなります。

ほかに、糖尿病やパーキンソン病、認知症、甲状腺疾患、脳卒中といった高齢者に多い病気も、神経障害や血流の低下、自律神経の乱れ、食事量や運動量の低下などを招き、腸の働きを悪くするため、やはり便秘につながります。

もちろん、腸内環境の状態や自律神経のバランス、筋力などは、食事の内容や生活習慣などによっても左右されるため、個人差があります。

若い人と同じくらい多様な腸内細菌を持ち、自律神経のバランスが整っている高齢者、筋力を維持している高齢者もいれば、食事内容が偏っていたり運動不足だったり、過度のストレスを受けたりしていて、腸内環境が悪化し、自律神経が乱れ、筋力が低下し、腸の不調に悩まされている若い人もいるでしょう。

ただ、基本的には、年齢を重ねれば重ねるほど、腸の機能がどうしても低下しやすく、腸や心身の健康が損なわれやすくなります。

だからこそ、

年齢を重ねた人ほど、30秒腸活を実践して体の外側から腸を刺激し、ぜん動運動を高め、腸内環境や自律神経のバランスを整えるとともに筋力をアップし、腸の老化を防いで、適切な排泄が行えるようにしていただきたいのです。

そして、30秒腸活を行えば、便秘や下痢、過敏性腸症候群、潰瘍性大腸炎などお腹のトラブルが改善されるだけでなく、肌のトラブル、肥満、アレルギー、風邪、高血圧や動脈硬化、脳卒中や心血管疾患、糖尿病をはじめとする生活習慣病、肝臓や心臓の病気、クローン病、大腸がん、うつ病、認知症など、さまざまな心身の不調や病気を遠ざけ、いつまでも健康で若々しくいられるはずです。

腸は何歳からでも健康にできる

実は、腸には驚くべき回復力と再生力があります。

そのため、私は患者さんに**「腸は再生する臓器です。だから、何歳からでもあきらめずに、一日も早く腸内環境をよくするための腸活を始めてください」**とお伝えしています。

なぜ、腸にはそれほどの回復力、再生力があるのか。

その秘密は、**腸管上皮細胞**にあります。

腸管上皮細胞とは、腸などの粘膜を構成する細胞で、栄養や水分を吸収するだけでなく、大腸では腸内細菌と密接に関係しており、異物やウイルスから腸を守るなど、免疫においても重要な役割を担っています。

腸管上皮細胞の生まれ変わりの速度は非常に速く、**1～2週間程度で新しい細胞に入れ替わり**、古い細胞は粘膜から剥がれ落ち、便となって排出されます。

つまり、大腸の粘膜は常に新鮮な細胞で覆われているというわけです。

たとえ細菌やウイルスが入り込んでも、炎症が起こっても、腸管上皮細胞はどんどん新しい細胞に生まれ変わるため、粘膜の機能や免疫の機能は維持されます。

腸はまさに再生力に恵まれた、希望の臓器であるといえるでしょう。

なお、腸管上皮細胞の入れ替わりのカギを握っているのが、腸内細菌です。

腸内細菌が良好で、有用菌が多いときに作られる短鎖脂肪酸は腸管上皮細胞のエネルギー源であり、上皮細胞の増殖（細胞分裂）を促進する働きがあります。

腸内細菌と腸管上皮細胞は、互いに支えあい、機能を維持しているのです。

年齢を重ねると、腸の機能はどうしても低下してしまいますが、これまでお話ししてきたように、腸自体には驚くべき再生力があり、日々、新しい細胞に生まれ変わっています。

そのため、何歳からでも、腸内環境を良くする腸活を続けていけば、健康な腸を手に入れられるのです。

ぜひ、一日でも早く腸活を始めてください！

毎日、腸活を続け、腸内フローラを良い状態に保つこと。

そして、日々、新しく生まれ変わる細胞を大切にしてあげること。

それが、腸の、そして心身の健康を維持するうえで、とても重要なのです。

腸と腸活の大切さは、よくご理解いただけたでしょうか。
次章からは、いよいよ30秒腸活の
具体的なやり方をお伝えします。
お腹のトラブルを解決し、
元気で楽しく長生きするためにも、
ぜひ今日から、30秒腸活を始めてみてください！

第2章

Intestinal activity

薬に頼らず、お腹の悩みを解決！
95％が改善した
究極の30秒腸活「やり方」

毎朝やろう！　腸もみ呼吸法「やり方」

腸もみ呼吸法は、
深くゆっくりした呼吸をし、
自律神経を整えながら、
腸をマッサージ。

体の内側と外側から
腸に刺激を与え、
ぜん動運動と便の排出を促し、
腸内フローラを活性化させます。

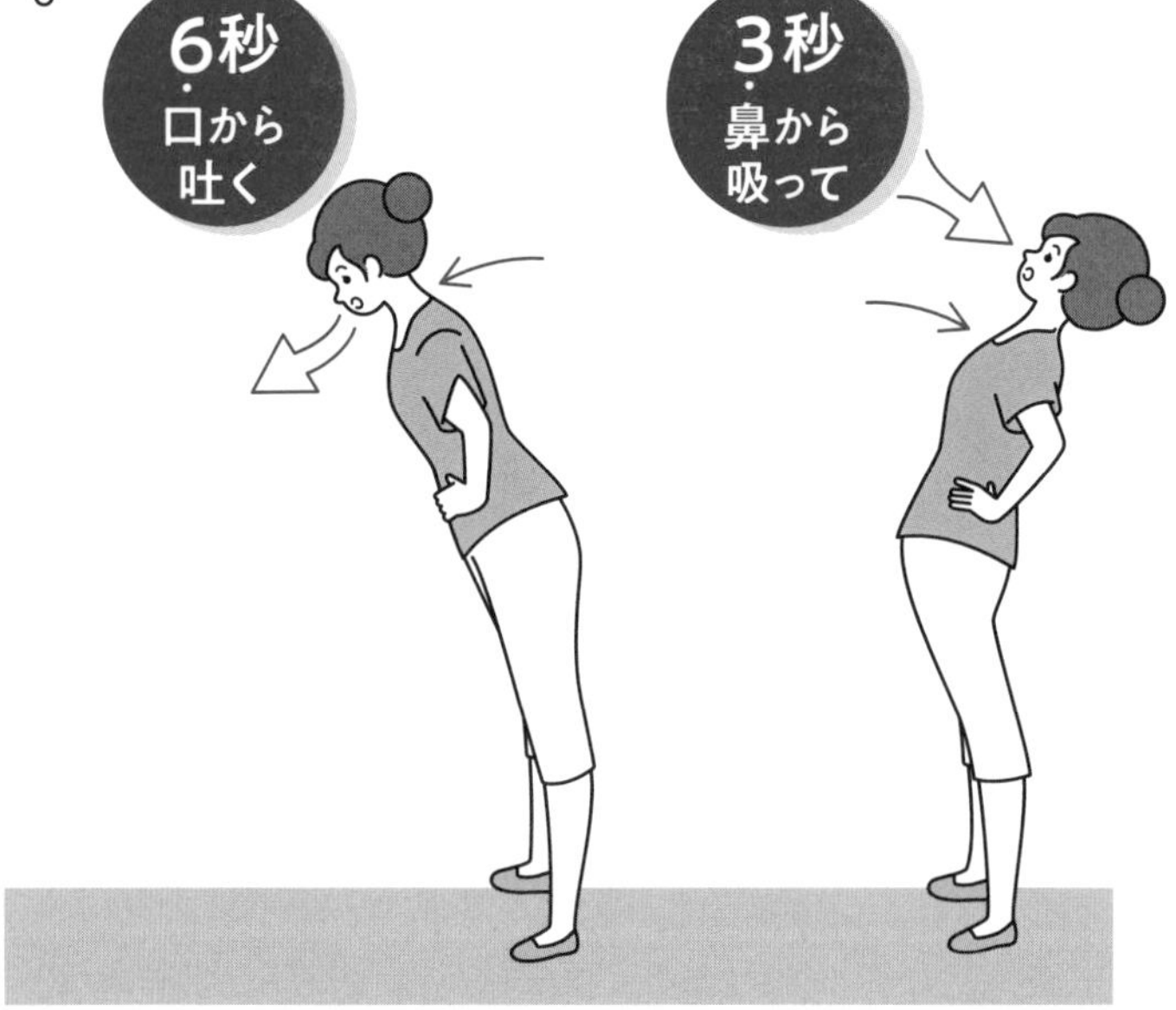

1

基本の姿勢をとります。

脚を肩幅に開き、 リラックスして、
まっすぐに立ちます。
両手はろっ骨の下をつかむように、
お腹の横に当てましょう。

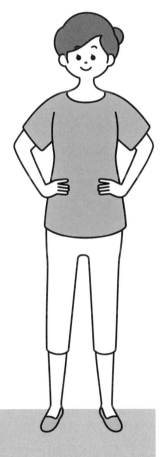

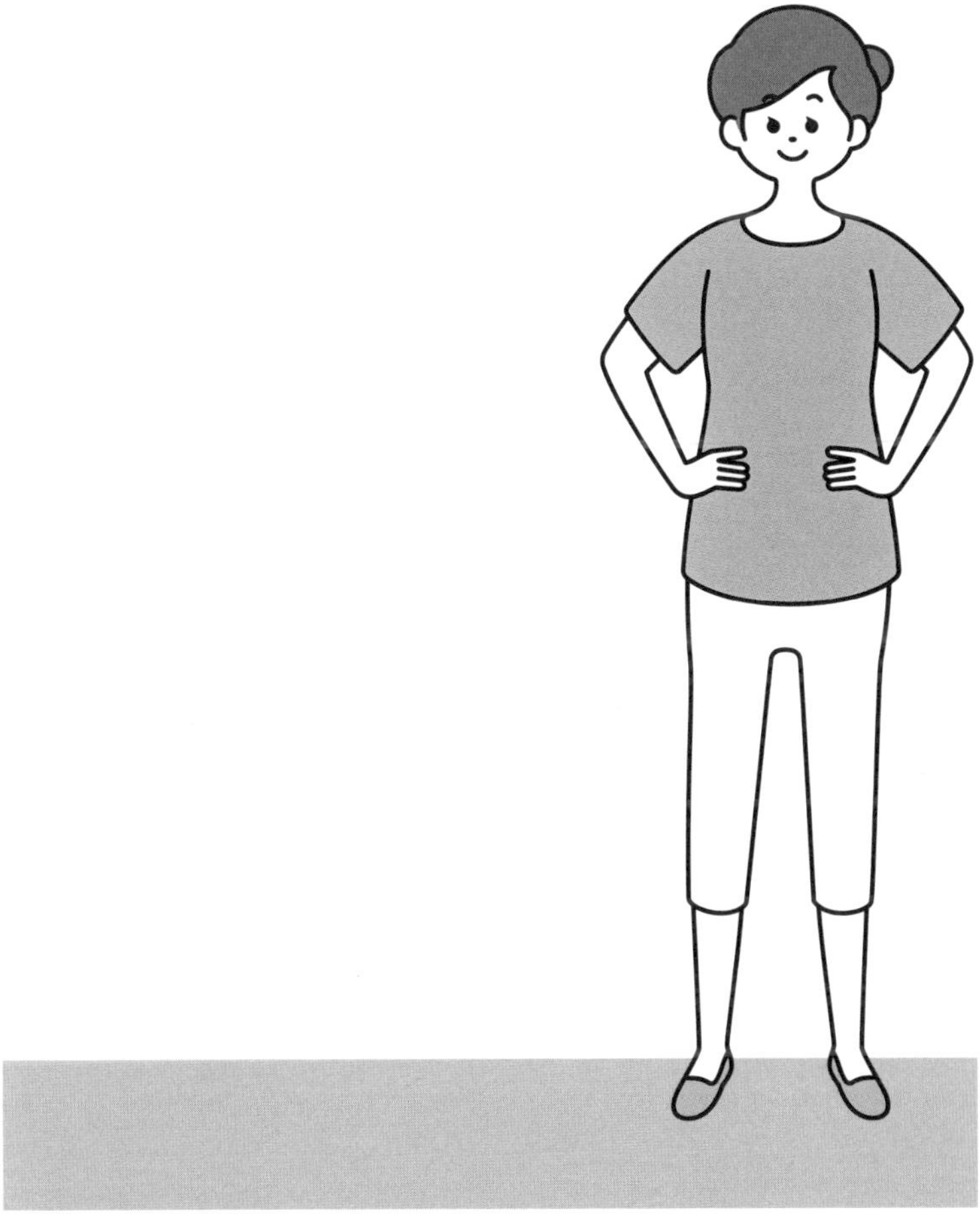

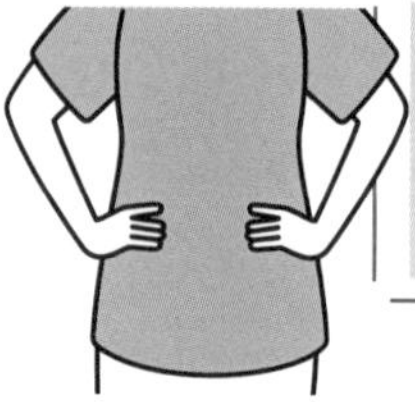

脇腹に手を当て、腸をもみもみ！
もみながら**呼吸**をします！

腸をもみながら
3秒
鼻から
吸って

2

ゆっくり、背中を
そらしながら
息を吸います。

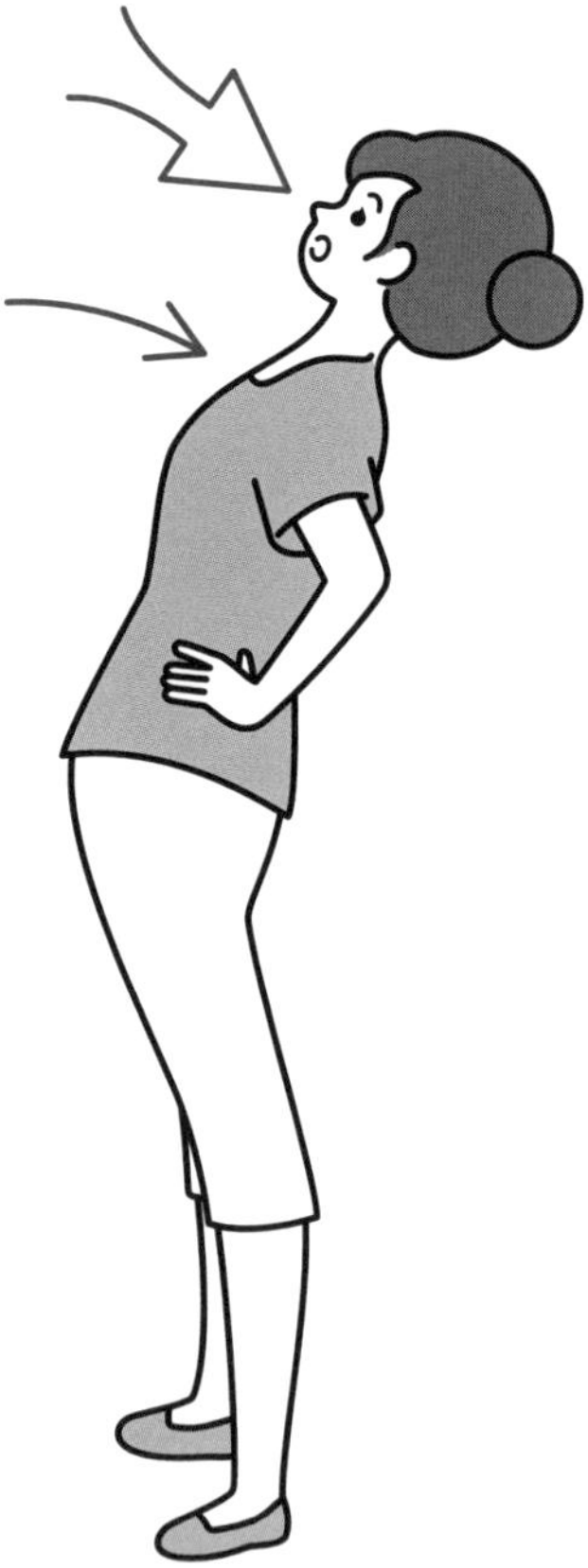

腸もみ呼吸法！

◎これを30秒間繰り返す！

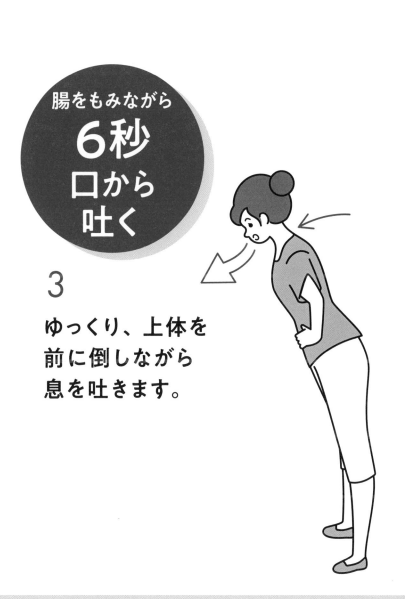

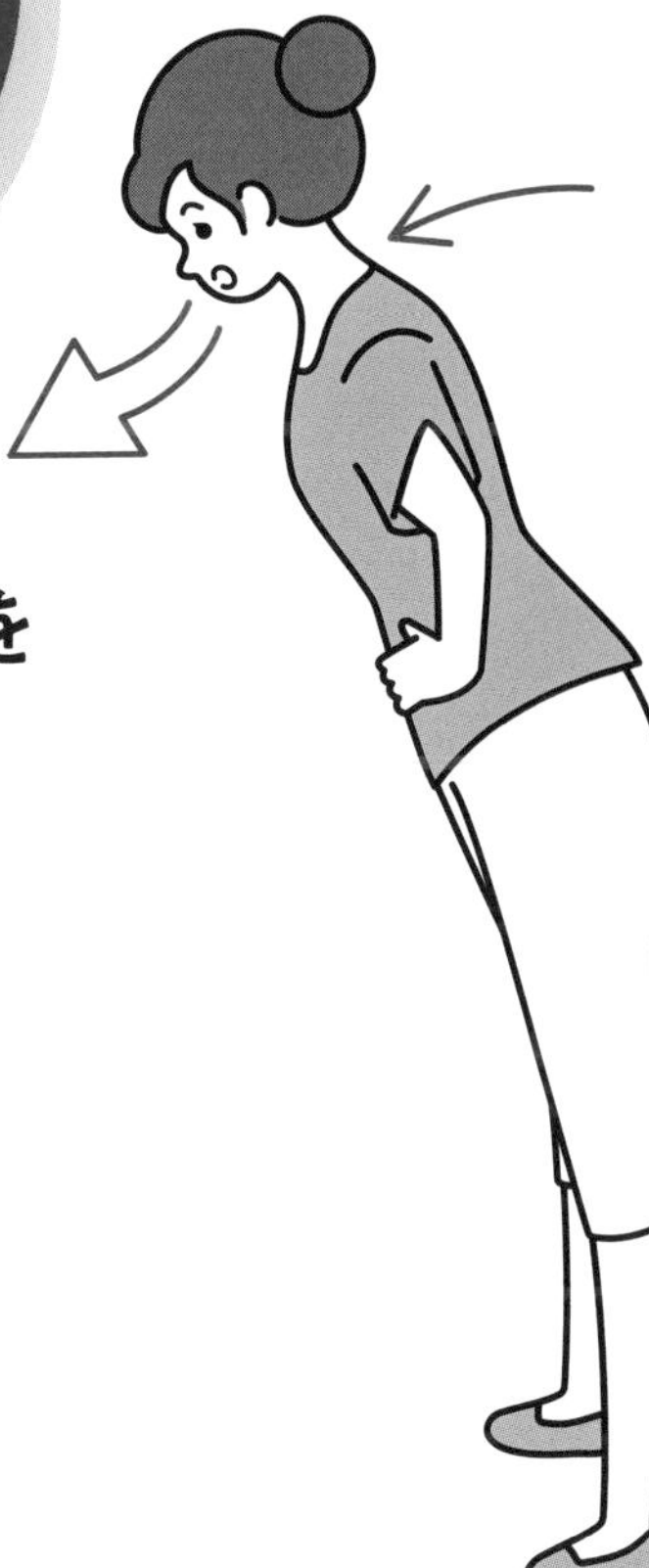

3

ゆっくり、上体を
前に倒しながら
息を吐きます。

医師も、毎朝必ずやっている

腸もみ呼吸法はこんなにすごい！

効果は4つ!!

効果1

自律神経を整え、腸の動きをよくする

深くゆっくり呼吸をすると、自律神経と関係の深い横隔膜がよく動き、自律神経のバランスが整います。自律神経が整うと、腸のぜん動運動が活発になり、便秘をはじめとするお腹のトラブルが改善されます。

効果2

自然なぜん動運動、朝の排便を促す！

深くゆっくりした呼吸をしながら、同時に腸のマッサージを行うことで、体の内側と外側の両方から腸を刺激し、ぜん動運動を活発化し、朝のすっきりとした排便を促します。

効果3

全身に良質な血液が行き届く！

腸もみ呼吸法で自律神経が整うと全身の血流がアップし、腸の動

きが良くなると血液の質も良くなります。その結果、栄養満点の良質な血液が、全身の細胞に届けられるようになります。

効果4

腸内環境を改善！免疫力もアップ！

腸もみ呼吸法を行うと、老廃物の排出が促され、腸内環境が良くなります。全身の免疫細胞の約70％は腸に集まっているため、腸内環境が良くなれば免疫力がアップし、病気にかかりにくくなります。また、「幸せホルモン」と呼ばれるセロトニンの分泌量も増えます。

医師からのメッセージ

時間がとれる人は1～2分やってもかまいません。どんなに忙しい日でも、毎朝30秒は、必ず腸もみ呼吸法！これは約束です！

毎朝やろう！　全身のばし「やり方」

全身のばしは、
体をのばしながら、
左右と前に倒すだけ。

背すじや腰がのび、
血行が良くなり、
自律神経のバランスが整います。

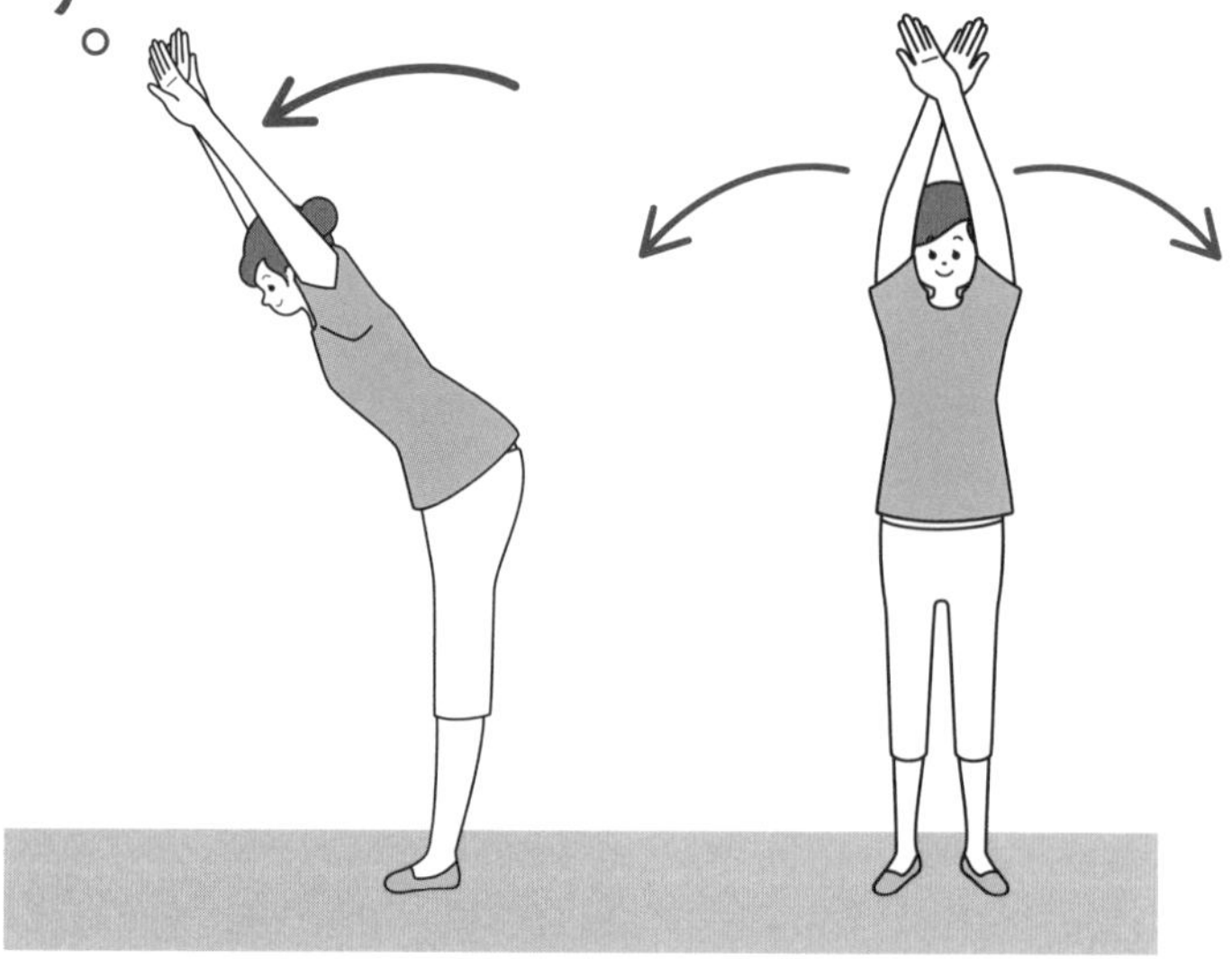

1

まっすぐに立ちます。

脚を肩幅に開き、リラックスして、まっすぐに立ちます。

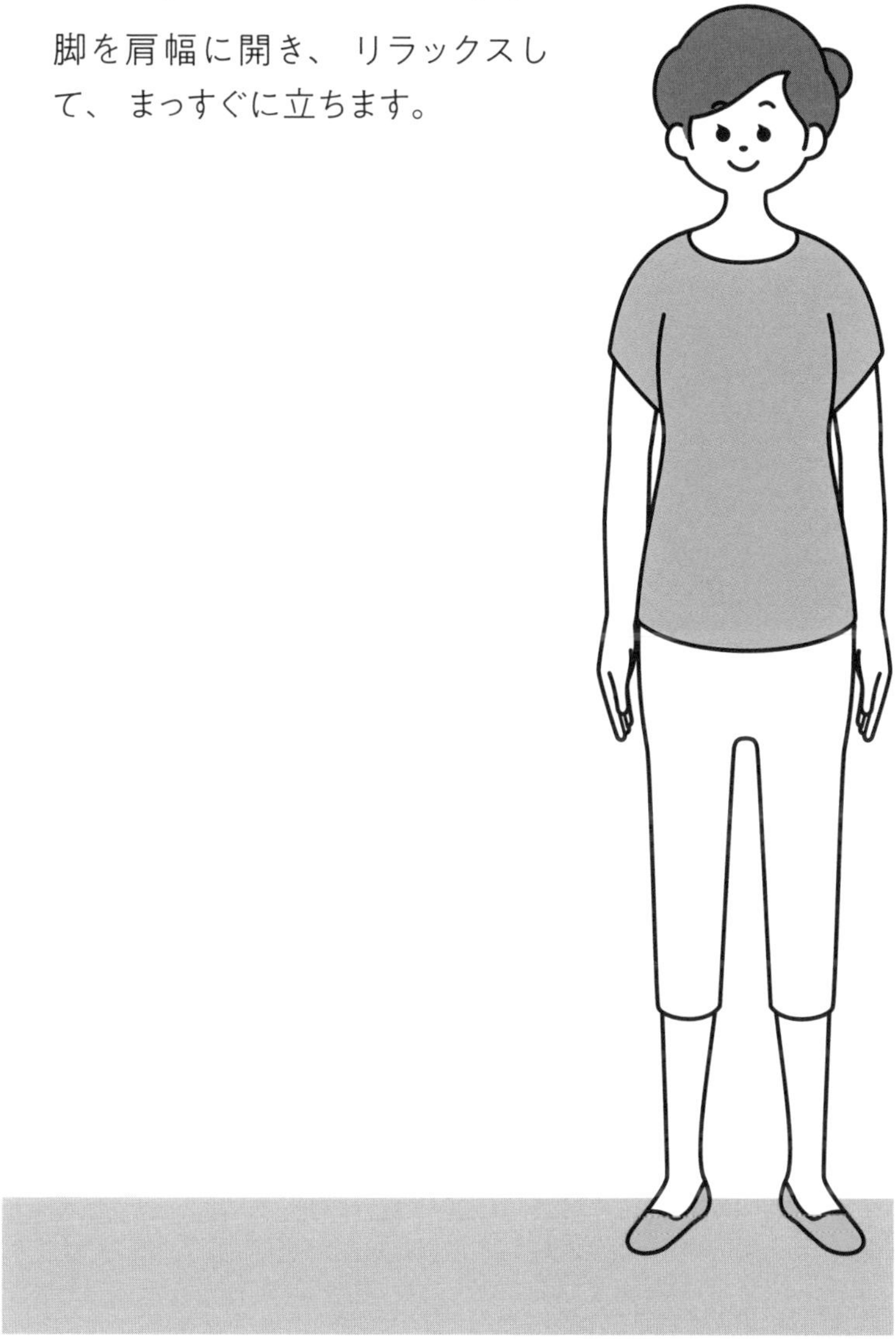

2

手首を交差し、ひじをのばして、基本の姿勢をつくります。

脚を肩幅に開き、
リラックスして、
まっすぐに立ちます。

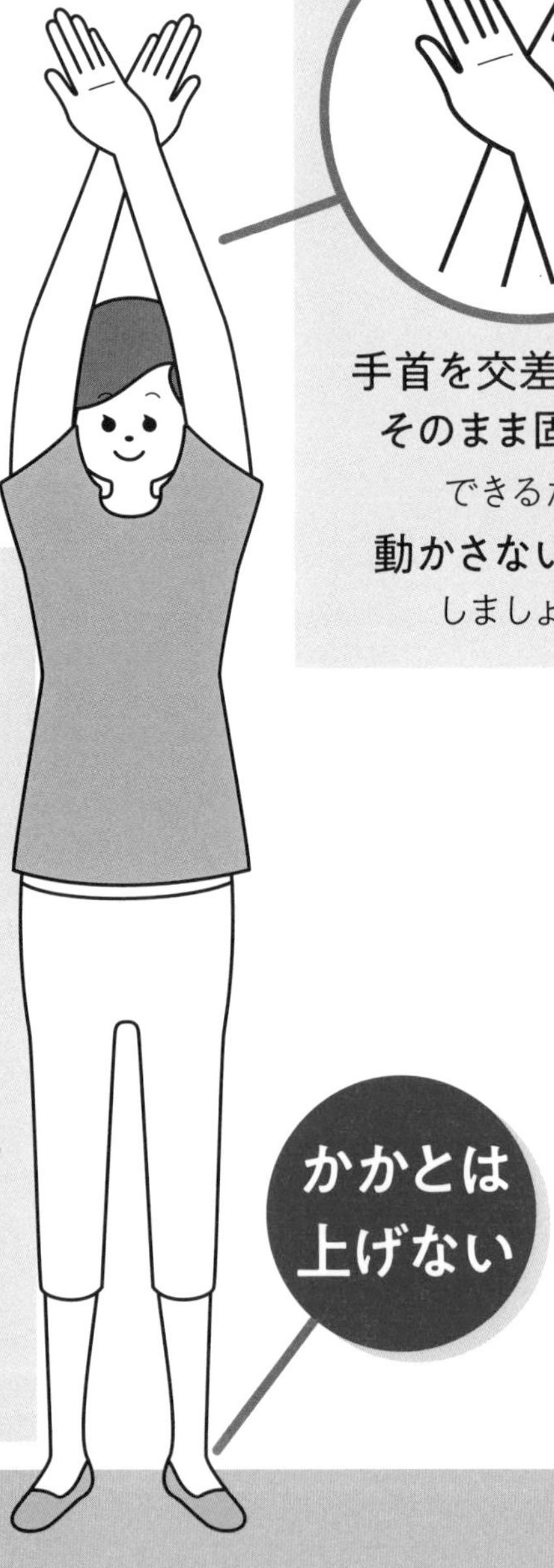

POINT

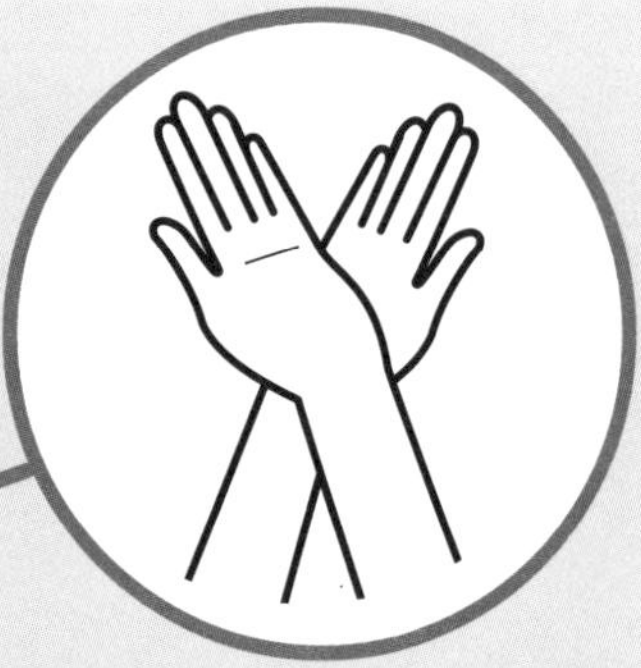

手首を交差したら、
そのまま固定し、
できるだけ
動かさないように
しましょう。

できる人は

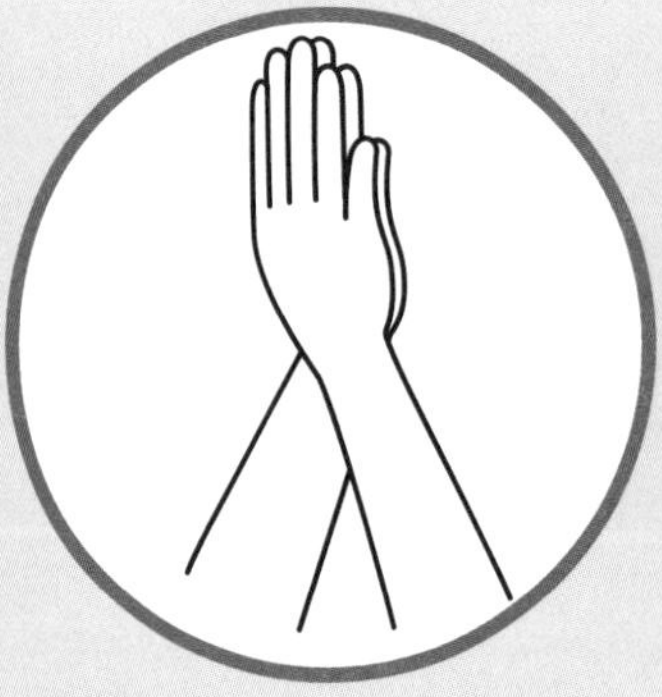

左右の手のひらを
ピタッとくっつけましょう。
さらに背すじがのびます。
難しい人は、
手を交差させるだけで
OK です。

◎基本の姿勢をつくったら……

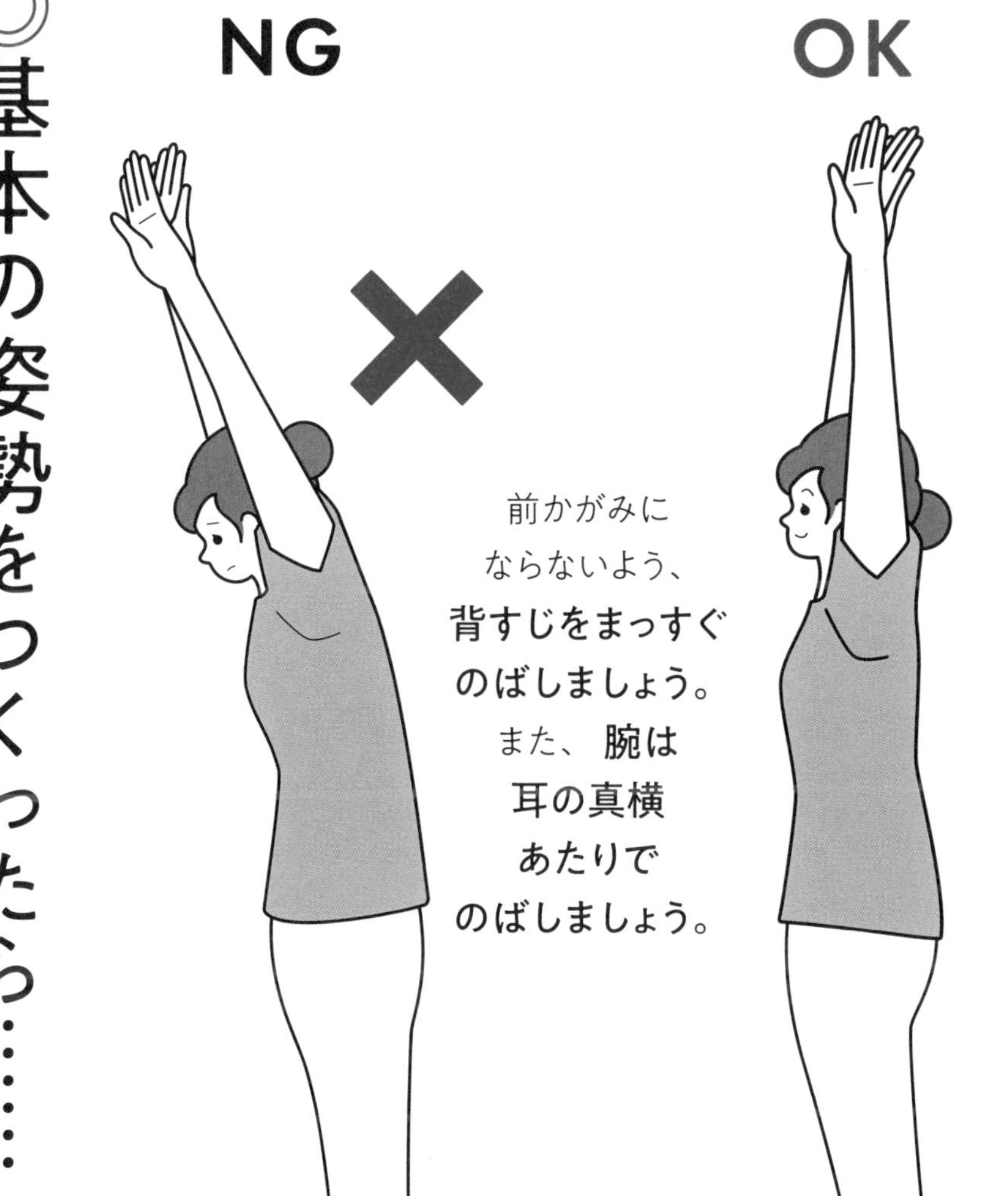

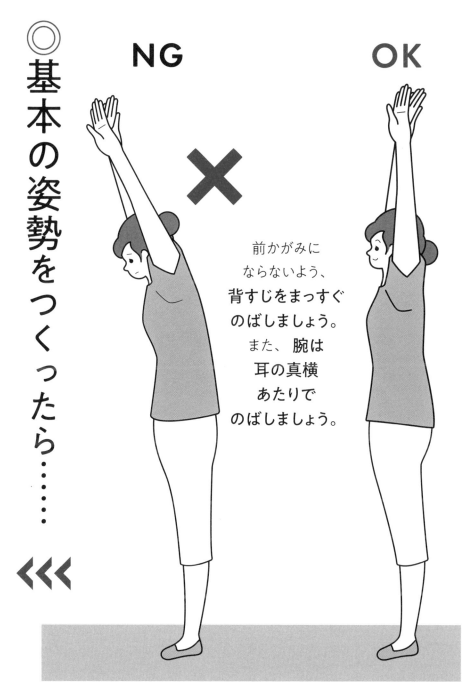

前かがみにならないよう、**背すじをまっすぐのばしましょう。**
また、**腕は耳の真横あたりでのばしましょう。**

3
息を吐きながら上体を左に倒して、息を吸いながら戻る。

口から息をゆっくり吐きながら、
上体を左に倒します。
上体は真横に倒すことを意識し、
斜め前に倒れないようにしましょう。
しっかりのびたと思ったら、
上体を元の位置に戻します。

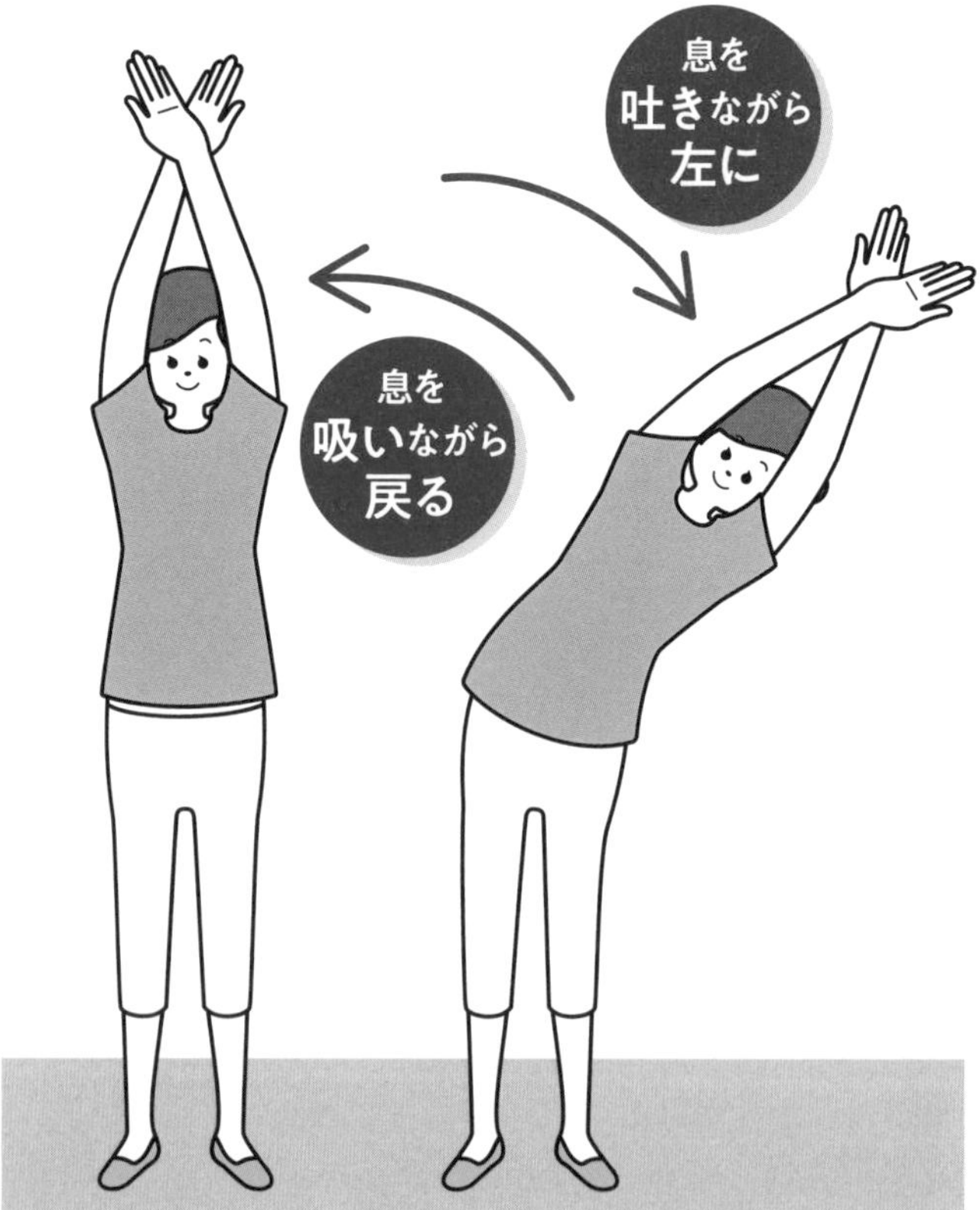

NG

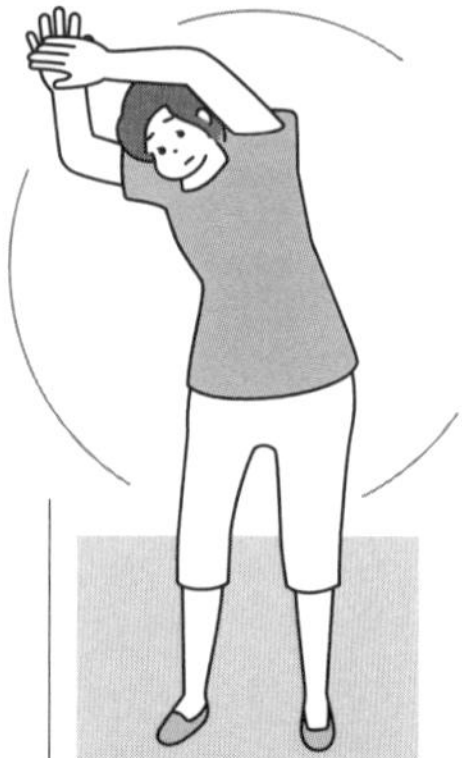

前かがみにならないよう、背筋をまっすぐ**のばしましょう。**
また、**ひじはなるべく曲げず、わき**をしっかりと**のばしましょう。**
上体が一本の棒のようになったイメージでやるとよいでしょう。

◎上体を左右に倒したら……

4
息を吐きながら上体を右に倒して、息を吸いながら戻る。

口から息をゆっくり吐きながら、
上体を右に倒します。
上体は真横に倒すことを意識し、
斜め前に倒れないようにしましょう。
しっかりのびたと思ったら、
上体を元の位置に戻します。

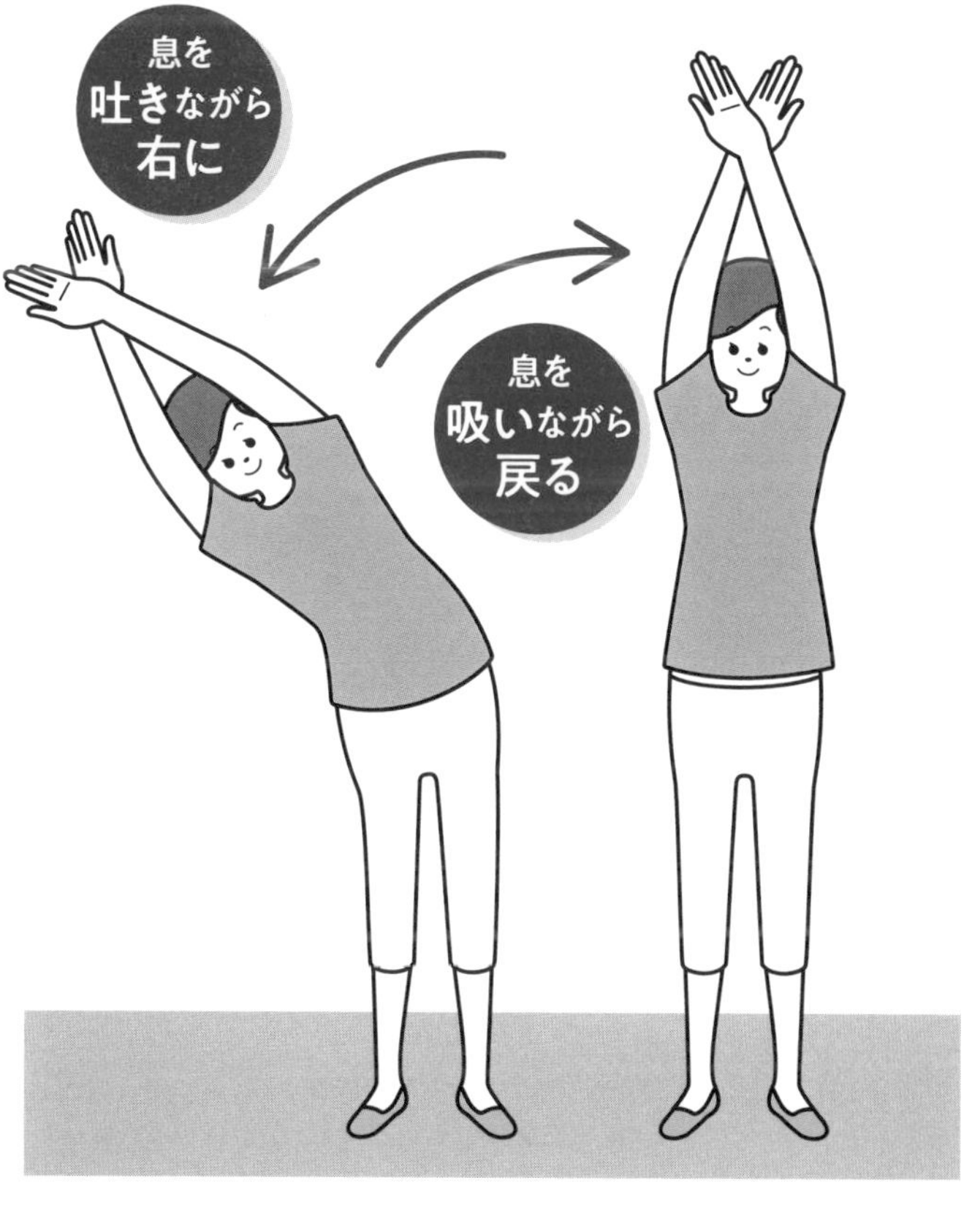

5
息を吐きながら上体を前に倒して、息を吸いながら戻る。

口から息をゆっくり吐きながら、
上体を前に倒します。
倒したら、 息を吸いながら、
ゆっくり上体を起こします。

前かがみにならないよう、
背すじをまっすぐのばしましょう。
上体が一本の棒のようになった
イメージでやるとよいでしょう。
また、**お尻の位置が**
動かないよう意識しましょう。

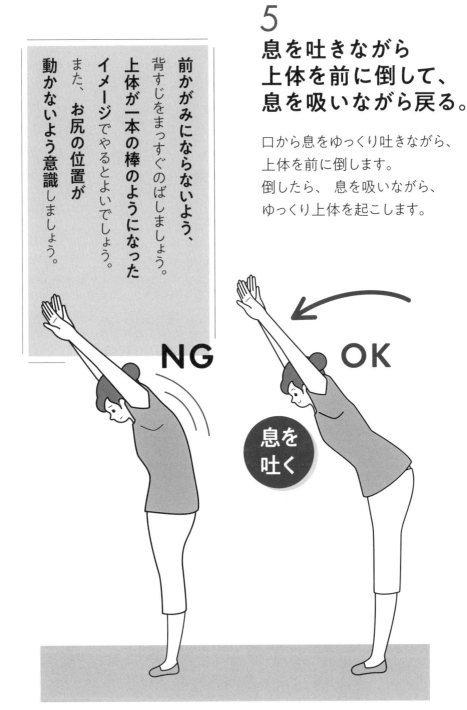

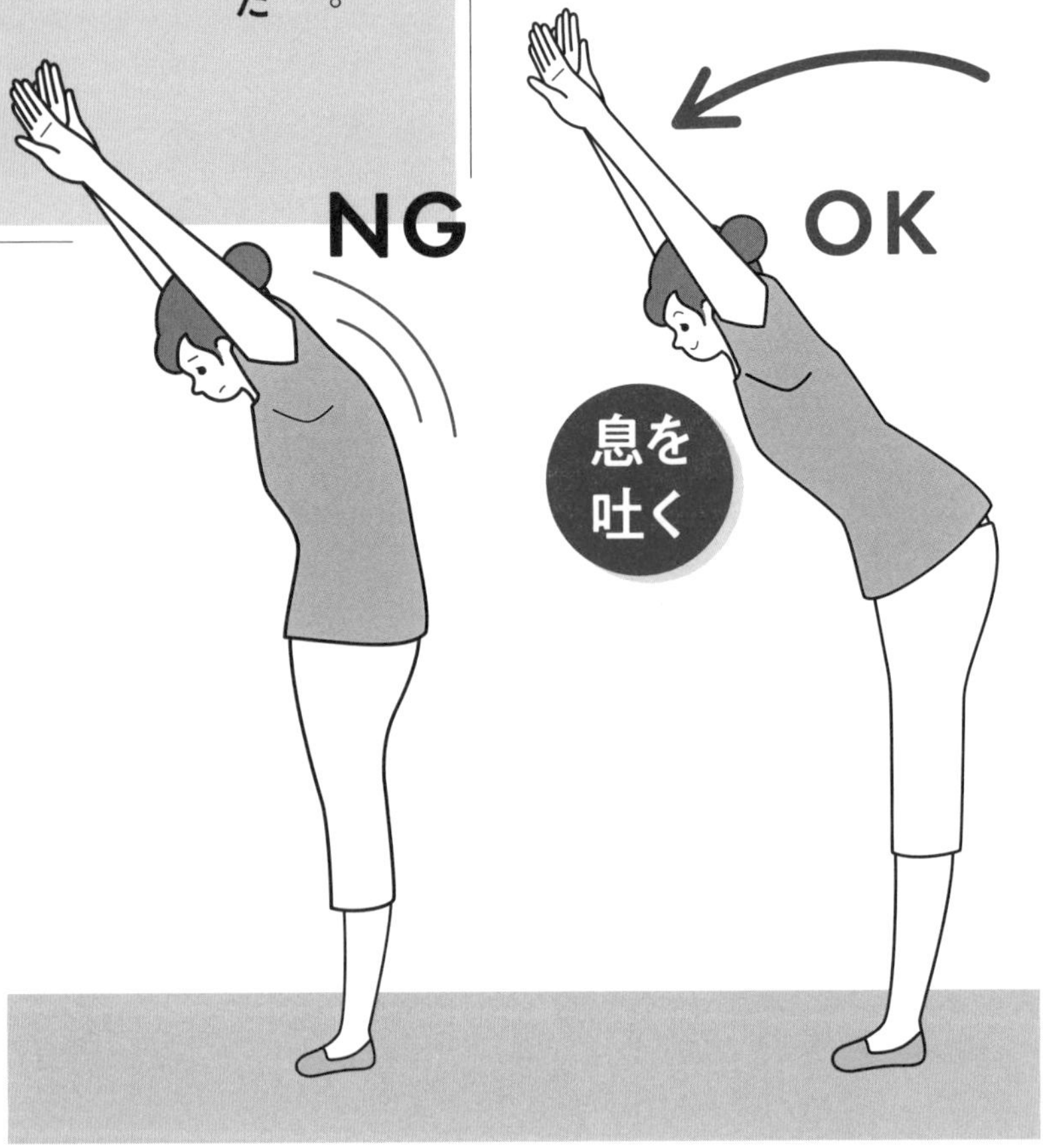

基本の姿勢をつくったら、
上体を左右と前に倒す。
これを30秒間
繰り返しましょう。

全身のばしはこんなにすごい！

効果は３つ!!

効果 1

腸の働きを活性化！便秘、下痢の原因を取り除く

姿勢の悪さは、便秘や下痢の原因となります。猫背や腰の曲がりなどがクセになっていると、腸が押しつぶされ、ぜん動運動が妨げられたり、血流が滞り、腸に栄養や酸素がいきわたらなくなって、腸内フローラが乱れやすくなったりするからです。全身のばしをすると、姿勢が良くなり、腸の働きも活性化されます。

効果 2

筋肉をほぐし、腸のぜん動運動を促す！

加齢などによってお腹の筋肉が硬くなると、腸の働きが悪くなります。全身のばしをすると、肩や胸、そしてお腹の筋肉がほぐされ、腸のぜん動運動も促されます。

効果3

健康な便が出るように！お腹も元気に！

全身のばしで体を動かすと、全身の血流が良くなって自律神経のバランスが整い、腸内環境も整います。その結果、便秘や下痢が改善され、健康な便が出るようになります。

全身のばしを行うと、①～③のような効果が得られます。その結果、便秘や下痢などのお腹のトラブルが改善されるだけでなく、慢性疲労の改善、感染症やウイルス性の疾患、アレルギーなどの免疫疾患、高血圧や動脈硬化、糖尿病、脳梗塞、心筋梗塞などの生活習慣病、メンタルトラブルの予防や改善、老化の抑制、さらには下腹の引き締め、肩こりや腰痛改善なども期待できます。

医師からのメッセージ

時間がとれる人、体を動かすことに慣れている人は、1～2分やってもかまいません。どんなに忙しい日でも、毎朝30秒は、必ず全身のばしを！　これは約束です！

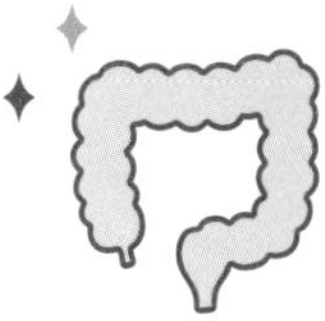

毎朝、30秒腸活を続けてほしい理由

◎30秒腸活を続けると、便秘や下痢の苦しみから解放され、
人生が明るくなる

腸もみ呼吸法と全身のばしを、最低30秒ずつ。
この30秒腸活を毎朝続けているうちに、

便秘に悩み、コロコロした便や硬い便が出ていた人でも、
下痢になりやすく、ドロドロの便、水状の便が出ていた人でも、
バナナ状の理想的な便がスルッと出るようになります。

私は、日本初の便秘外来を開設して以来、便秘の悩みを抱えている2万人以上の患者さんを診察し、腸もみ呼吸法や全身のばしなどの運動療法を行うことを直接指導してきました。

その結果、**95％もの患者さんに、症状の改善が見られたのです。**

中には、長い間便秘に悩んでいたにもかかわらず、腸もみ呼吸法や全身のばしをやったとたん、お腹が鳴ってトイレに駆け込んだという人もいます。

また、便秘が改善した患者さんから、よく「空って青くてきれいなんだな、と気づきました」という言葉を聞きます。

30秒腸活を行い、お腹のトラブルが改善されると、日々の食事や生活を心から楽しむことができるようになり、QOLが上がり、人生が明るくなるのです！

◎30秒腸活は朝に行うから意味がある

腸もみ呼吸法や全身のばしを行うと、

- お腹のトラブルの原因となる自律神経の乱れや、猫背や腰の曲がりなど姿勢の乱れが正され、筋肉の硬直がほぐされ、血行が良くなります。
- 内側からだけでなく、外側からも、腸に刺激が与えられます。
- 体を動かすことで、腸の健康を維持する短鎖脂肪酸が増えます。

その結果、

腸の老化が抑えられ、ぜん動運動が活発になって、老廃物がたまりにくくなり、腸内環境が良くなり、便の状態も良くなっていきます。

お腹のトラブルに悩む若い人も少なくありませんが、特に、年齢を重ねれば重ねるほど、自律神経が乱れやすくなり、筋力や腸の機能が低下するため、男女を問わず便秘が起こりやすくなります

30秒腸活は、あらゆる世代の、さまざまなお腹のトラブルに効果的なのです。

なお、自律神経が副交感神経から交感神経に切り替わるのは、朝です。

毎朝、30秒腸活を続けると、この切り替えがスムーズに行われるようになります。

私が、朝に30秒腸活を行うことをおすすめしているのは、それが**自律神経を整え、腸の働きを良くする、もっとも効率的な方法だからです。**

◎30秒腸活で、腸だけでなく、心と体が若々しく健康になる

30秒腸活を行うと、便秘や下痢、あるいは過敏性腸症候群、潰瘍性大腸炎といったお腹のトラブルが改善されるだけでなく、**心や体全体が若々しく、健康になります。**

30秒腸活で腸内環境が良くなると、自律神経のバランスが整い、免疫力がアップし、血液もきれいになります。

その結果、肌のトラブルや肥満、アレルギー、風邪、高血圧や動脈硬化、脳卒中や心血管疾患、糖尿病をはじめとする生活習慣病、肝臓や心臓の病気、クローン病、

大腸がん、うつ病、認知症など、さまざまな心身の不調や病気を遠ざけることができるのです。

実際、30秒腸活を行った患者さんからは、頑固な便秘が改善されたのはもちろん、

「血流量がアップし、肌の調子が良くなった」（50代女性）
「体のだるさが消えて、仕事の集中力が上がった」（40代男性）
「睡眠の質が上がり、血圧が正常になった」（60代男性）
「1か月もたたないうちに体脂肪率が2％減った。さらに、ひどかった五十肩が治り、夜、ぐっすり眠れるようになった」（50代女性）

といった声をたくさんいただいています。

すべての病気は腸から始まります。

いつまでも若々しく楽しく生きるためには、腸をいたわることが大事であり、30秒腸活を行えば、誰でも簡単に腸の健康を、そして心や体の健康を維持することができます。

時間に余裕がある人や体を動かすことに慣れている人は、30秒以上やっていただいてもかまいませんし、第4章で紹介している朝活などもぜひ試してみてください。

30秒腸活を続けても便がなかなか出ない人、お腹のトラブルがなかなか改善されない人は、合わせて、特別付録で紹介するお悩み別の体操やトイレ体操を試してみてください。

でも、まずは、**全身のばしと腸もみ呼吸法を、一日1回30秒ずつでいいので、とにかく毎日続けましょう。**

腸は習慣を大事にする臓器です。

また、手をかけてあげればあげただけ、健康になってくれます。

これが、約30年間、腸と向き合ってきた私の結論です。

私も長年、毎朝必ず腸もみ呼吸法と全身のばしをやっており、おかげで60歳を超えた今でも、トラブル知らずの健康な腸、病気知らずの若々しい体を維持できています。

みなさんもぜひ、便の状態をチェックすることと、30秒腸活を行うことを、毎朝のルーティーンに組み込んでみてください。

第3章

なぜ、あなたのお腹が弱いのか。質問にすべて答えます

Intestinal activity

Q なぜお腹のトラブルが起こるのですか?

便秘や下痢など、お腹のトラブルが起こる大きな原因の一つは、自律神経の乱れです。

腸には輪状筋と縦走筋という2つの筋肉があり、それらが収縮を繰り返すことで、消化された食べものや便などが腸内を移動します。

この腸の動きをぜん動運動といい、ぜん動運動をコントロールしているのが自律神経です。

腸のぜん動運動は、副交感神経が優位なときに活発になるため、ストレスや生活習慣、加齢などが原因で自律神経が乱れ、交感神経優位な状態が続くと、腸の内容物の移動速度が落ち、水分が吸収されすぎて便が硬くなり、便秘が起こりやすくなります。

逆に、副交感神経優位な状態が続くと、腸の内容物の移動速度が速くなり、消化物中の水分が吸収されづらくなって便がやわらかくなり、下痢が起こりやすくなります。

ほかに、腸内環境の悪化も、お腹のトラブルの大きな原因となります。

腸内にはおびただしい数の腸内細菌がいますが、ストレスや食生活の乱れなどが原因で腸内細菌のバランスが悪化し、有害菌が優勢になると、有害菌の出す有害な物質によって腸のぜん動運動が鈍くなり、便秘になりやすくなります。

あるいは逆に、有害菌の出す有害物質を早く排出しようとして、ぜん動運動が活発になりすぎ、下痢が起こりやすくなります。

Q

なぜ高齢になると便秘になりやすくなるのですか？

年齢を重ねると、咀嚼力や消化吸収能力の低下、運動量の低下などにより食が細くなって栄養が偏りがちになり、有用菌にとって必要な食物繊維や乳酸菌、ビフィズス菌、オリゴ糖などを摂りづらくなるため、腸内環境が乱れやすくなります。

また、水分摂取量が減ったり、水分を体内に保持する力が低下したりするため、どうしても便が硬くなり、排出されにくくなってしまいます。

さらに、副交感神経の働きが弱くなって腸のぜん動運動が過剰に抑制され、排便に必要な感覚器官の機能や筋力も低下します。

更年期を迎え、ホルモンのバランスが崩れると、自律神経が乱れやすくなりますし、糖尿病やパーキンソン病、認知症、甲状腺疾患、脳卒中といった高齢者に多い病気も、腸の働きを悪くします。

こうしたさまざまな原因から、一般的に、高齢になると、便秘になりやすくなるのです。

Q お腹にトラブルが生じると、体にどんな影響が出ますか？

腸内環境が悪化し、便秘や下痢などお腹のトラブルが生じると、まず集中力が低下したり、食事や外出を楽しめなくなったりします。

腸内環境が悪化すると自律神経も乱れるため、頭痛、めまい、動悸、息切れ、血圧上昇、多汗、食欲低下、冷え、肩こり、倦怠感、不眠といった全身症状や、イライラ、不安、抑うつ、パニック障害といった精神症状があらわれやすくなり、免疫細胞が力を発揮できなくなって免疫力が低下し、病気にかかりやすくもなります。

下痢が長く続くと、日常生活に支障が出たり体力を消耗したりするほか、体内の水分や栄養分などが失われ、脱水症状や栄養失調を引き起こすことがあります。

一方、便秘になると、腸内の便が腐敗して体にとって有害な物質が発生し、有害菌が増えて腸内環境がさらに悪化します。

その結果、便やおならから異常な臭いがしたり、口臭や体臭がきつくなったりします。

発生した有害な物質が腸管から血液に入り込み、全身にまわると、肌荒れや頭痛、めまい、吐き気などの原因となりますし、血流も悪くなるため、冷えやむくみ、疲労や肩こりなどが起こりやすくなります。

また、便秘で便が硬くなると、痔にもなりやすく、排便時に過度にいきむことで血圧や心拍数が急上昇し、動脈硬化が加速したり、脳卒中や心血管疾患などが引き起こされたりすることもあります。

ほかに、便秘は肥満の原因にもなりますし、大腸がんや認知症のリスクも高めると考えられています。

Q 便秘や下痢で病院に行ってもいいですか？ どのくらいの期間、便秘が続いたら病院に行くべきですか？

便秘や下痢などのお腹のトラブル、腸内環境の悪化、自律神経の乱れは、心や体にさまざまな悪影響を与えます。

また、お腹のトラブルの陰に、大腸がんなどの大きな病気が隠れているケースもあります。

「たかが便秘」「たかが下痢」などと軽く考えず、市販薬に頼らず、病院に行き、医師の診断や指導を受けましょう。

なお、便秘かどうかの判断の目安となるのは、排便のペースよりも、自覚症状の有無です。

たとえ毎日排便があっても、「排便後、お腹に張りや違和感がある」「便が出なくて食欲が落ちることがある」といった症状がある場合は、便秘の可能性が高いため、病院で診察を受けましょう。

逆に、排便のペースが一日おきでも3日に一度でも、排便後に「すっきりした」と思えるなら大丈夫です。

「便秘ではないか」「排便しないと」といったストレスを感じたり、あせって便秘薬や下剤を使ったりすると、余計に腸内環境が悪化し、便秘が慢性化するおそれがあります。
たとえ3～4日出なくても、くよくよ悩まないようにしましょう。
ただ、一週間以上便が出ない状態が続く場合は、病院へ行くことをおすすめします。

Q 便秘薬をあまり飲まないほうがいいのはなぜですか？

便秘で悩んでいると、つい便秘薬や下剤に頼りたくなってしまうかもしれませんが、それはあくまでも対症療法にすぎません。

そのときは排便できても、腸内環境は改善しないため、根本的な解決にはならないのです。

しかも、腸を無理に刺激するため、下痢状態になることもありますし、使い続けていると、粘膜が弱まったり、腸が刺激に慣れて便意を感じなくなったりする危険性もあります。

薬はあくまで緊急時に使うものであり、不調のたびに飲むものではありません。

便秘薬に頼るのではなく、30秒腸活や食生活の見直しなどによって腸内環境と自律神経のバランスを整え、お腹のトラブルの原因を根本から解消しましょう。

Q
便が硬くなり、出にくくなったのですが……

便が硬くなったと感じたときは、ぜひ大さじ一杯のアマニ油を飲んでみてください。

硬くなった便は、水分を含みにくい状態ですが、そこに油分が届くと、固まった便をコーティングし、動きやすくしてくれますし、排便時の肛門の痛みもやわらぎます。

便が硬くなりやすい人は、できるだけ水分や水溶性の植物繊維を摂るよう心がけつつ、毎朝の30秒腸活を続けてみてください。

Q 30秒腸活で、なぜお腹のトラブルが改善するのですか？

腸もみ呼吸法は、ゆっくりした呼吸で自律神経のバランスを整えつつ、腸のマッサージを行うことで、体の内側と外側の両方から腸に刺激を与え、ぜん動運動を促し、腸の機能や腸内環境を整えます。

全身のばしは、やはり自律神経のバランスを整えつつ、便秘や腸内環境悪化の原因となる猫背や腰の曲がりを正し、腸の働きを妨げる腹部の筋肉の硬直をほぐします。

その結果、便秘や下痢をはじめとする、お腹のさまざまなトラブルが改善するのです。

Q 30秒腸活は毎日やったほうがいいですか？毎日やることで、どんなメリットがありますか？

腸活は、とにかく続けることに意味があります。

腸は習慣を大切にする臓器だからです。

全身のばしと腸もみ呼吸法を一日1回30秒ずつやるだけでいいので、とにかく毎日続けましょう。

そうすれば、自律神経のバランスや腸の機能、腸内環境が整えられ、便秘や下痢などのお腹のトラブルも改善します。

血流が良くなり、免疫力も高まるため、肌のトラブル、肥満、アレルギー、風邪、高血圧や動脈硬化、脳卒中や心血管疾患、糖尿病をはじめとする生活習慣病、肝臓や心臓の病気、クローン病、大腸がん、うつ病、認知症など、さまざまな心身の不調や病気を遠ざけ、健康で若々しく美しくなり、毎日を楽しく過ごせるようになるはずです。

Q

30秒腸活はどんな人におすすめですか?

激しい動きや難しい動きはないので、小さなお子さんからお年寄りまで、どんな方でもやっていただいてかまいません。

運動が苦手な方でも大丈夫です。

ただし、運動制限を受けている方は、必ず医師に相談しましょう。

年齢を重ねたり、何らかの病気を患ったりしていて、「いまさら腸活をしても……」と思う方もいらっしゃるかもしれませんが、腸内環境の改善に取り組むのは、何歳からでも遅いということはありません。

いつまでも健康で若々しくいるために、あるいは病気の症状を少しでもやわらげるために、ぜひ毎朝、30秒腸活を続けてみてください。

Q 30秒腸活をやらないほうがいいのは、どんなときですか？

熱が出ている、体の節々が痛い、ぎっくり腰になった、大きなけがをしている、妊娠しているなど、何らかの原因で体調がすぐれないとき、安静にしたほうがいいときは控えましょう。

Q

お酒を飲んだあとにやってもいいですか？

30秒腸活をやると、血行が良くなり、酔いもまわりやすくなります。飲酒前後は控えましょう。
できれば夜ではなく、朝にやることをおすすめします。

Q

血圧が高いのですが、やってもいいですか？

30秒腸活をやると、自律神経のバランスが整うため、高血圧の改善にも効果があります。

ただ、血圧がきわめて高い方などは、体に思わぬトラブルが生じるおそれがあるため、必ず医師に相談しましょう。

Q

30秒腸活の効果は、どのくらいで実感できますか？

「体がぽかぽかしてきた」「お腹が鳴り、お通じがあった」など、すぐに効果を実感できる人もいますが、頑固な便秘に悩んでいる人などは、最初のうちはあまり効果を感じられないかもしれません。

乱れた自律神経のバランスや腸内環境が整うには、ある程度時間がかかります。毎朝30秒腸活を続けていれば、数週間から2か月ほどのうちには必ず効果が実感でき、効果が実感できれば、腸活がますます楽しくなりますから、あきらめないでください。

Q 正しくできているかどうか自信がありません。

鏡で自分の姿をチェックしたり、ご家族の方にチェックしてもらったりするのが理想ではありますが、イラストとまったく同じでなくてもかまいません。

体のやわらかさは人それぞれですから、無理はしないでください。

完璧にやろうと頑張りすぎるのではなく、楽しく、長く続けることが大事です。

Q
30秒腸活の効果を高める方法はありますか？

ぜひ朝活を始めてみてください。

朝活の内容は、「毎朝、30分余裕をもって起きる」「毎朝、必ずトイレタイムをつくる」「朝日をしっかり浴びる」「朝一番にコップ一杯の水を一気飲みする」「バナナ一本でいいから、必ず朝食をとる」といったもので、詳しいやり方は第4章に記してあります。

ほかに、一日一杯長生きみそ汁を飲むこと、寝る前に3行日記をつけることなどもおすすめです。

これらのやり方については、特別付録に書いてありますので、ぜひ参考にしてみてください。

第4章

Intestinal activity

腸活を成功させるカギは朝！
医師がすすめる
朝腸活ルーティーン

1

朝の腸活は効果抜群！ 30分余裕をもって起き、腸活タイム、朝食タイム、トイレタイムをつくる

腸活を成功させるカギは、朝の過ごし方にあります。

30秒腸活を朝にやっていただきたいのは、そのためです。

朝は、自律神経が副交感神経優位な状態から、交感神経優位な状態に切り替わるタイミング。

本当はその切り替えが徐々に行われるのが理想的なのですが、朝をあわただしく過ごすと、交感神経の働きが急激に高まり、切り替えがうまくいかなくなります。

すると、一日の自律神経のバランスが不安定になり、腸の働きにも影響が出ます。

また、腸は副交感神経が優位な夜間に消化・吸収を行い、便を直腸へと送ります。

一般的に、朝は排便の準備が整っているため、朝に排便の習慣をつけておくことが大事なのです。

腸の健康のため、できれば**毎朝、30分余裕をもって起きるようにしましょう。**そして30秒腸活をし、朝食をとって自律神経の切り替えや腸の働きを促し、たとえ便意がなくても必ずトイレに座るようにしてください。

毎朝トイレタイムをつくり、そのリズムを体に覚えさせることで、自然と排便が促されるようになります。

ただし、便意がないのに頑張って出そうとすると、交感神経の働きが高まってかえって出にくくなるので、無理せずリラックスしてください。

まずは1週間、30分早起きをし、30秒腸活と、この章で紹介する「30秒腸活の効果をさらに高める朝活」にチャレンジしましょう。

朝の過ごし方が変われば腸が変わり、腸が変われば人生が変わるのです。

2

朝日をしっかり浴びて、体内時計をリセットする

朝、目が覚めたら、まず部屋のカーテンを開け、朝日をしっかり浴びましょう。

人間の体には、一日の時間の流れに合わせて自律神経の働きをコントロールし、新陳代謝やホルモン分泌などを行う「体内時計」の機能が備わっています。

しかし体内時計の一日の周期は、24時間ぴったりではなく、25時間に近いといわれています。

自律神経が、そして腸が正しく働くためには、毎日体内時計をリセットして、ズレを修正する必要があるのです。

体内時計をリセットするうえで一番効果的なのが、朝日を浴びることです。

実は、体内時計は目の奥の視交叉上核《しこうき》という部分にあり、その部分が強い光を浴びると、体内時計の針が1時間戻り、ズレが修正されるのです。

また、朝に太陽の光を浴びると、睡眠を促すメラトニンというホルモンの分泌がいったんストップし、14～15時間後に分泌が再開され、それから2～3時間後に分泌がピークを迎えます。

たとえば、7時に起きて朝日を浴びると、23時から深夜1時頃にメラトニンが大量に分泌され、スムーズに眠りに就けるようになるわけです。

体内時計が正しく機能していると、夜、副交感神経が優位になり、腸がしっかり働いて、翌朝の排便もスムーズに行えます。

ですから、できるだけ朝は同じ時刻に起き、朝日を浴びるようにしてください。

3

朝一番にコップ一杯の水を一気に飲む

この章では、30秒腸活の効果をさらに高めるための朝活を紹介していますが、**特にみなさんにやっていただきたいのが、朝一番にコップ一杯の水を一気に飲むことです。**

腸は、夜、副交感神経が優位になっている間に消化・吸収を行い、便を直腸へと送ります。

朝はほとんど働いていないため、スムーズに排便するためには、腸を目覚めさせる必要があります。

そのためにもっとも効果的なのが、コップ一杯の水を一気飲みすることなのです。

水は冷たくても常温でもかまいません。

なぜ一気飲みがいいかというと、「胃結腸反射」が起こるからです。

胃結腸反射とは、飲食物が入って胃に重力がかかり、胃に大腸が押されてぜん動運動のスイッチが入り、便が直腸に運ばれて便意を感じるという流れのことです。

ちびちびと水を飲んでいると、一気に胃にかかるはずの重力が分散されてしまうため、あまり効果がありません。

水を飲むのが苦手だという方は、2回程度に分けて飲むようにしてください。

また、水を飲むと便がやわらかくなり、出やすくなるというメリットもあります。

「朝一番にコップ一杯の水を一気飲み」を実践した人の多くは、1週間ほどで腸の動きが良くなったのを実感しています。

私も毎朝、必ずコップ一杯の水を一気飲みしています。

みなさんも、ぜひ今日から始めてみてください。

4

バナナ一本でいいから、必ず朝食をとる

バナナ一本でいいから、必ず朝食をとる。

これも、腸の働きを良くするためには、とても大事です。

一日3食のうち、腸の働きを整えるうえでもっとも重要なのは、朝食です。

睡眠中は副交感神経が優位になっていますが、朝食をとることで交感神経が優位になり、体温が上がり、体内時計が調整されます。

さらに、食べものが胃に入ることで、腸のぜん動運動が活発になり、排便が促されます。

朝、お腹が空かない、食べる時間がないという人はバナナを一本食べるだけでも

かまいません。
私はバナナを食べる腸活もおすすめしているのですが、**バナナには不溶性、水溶性の食物繊維のほか、レジスタントスターチも多く含まれています。**

レジスタントスターチとは、「消化されない（レジスタント）でんぷん（スターチ）」のことで、食物繊維同様、消化されずに大腸まで届き、「便のかさを増してぜん動運動を促し、有用菌が住みやすいよう腸をきれいにする」という不溶性食物繊維の機能と、「有用菌の餌になる」という水溶性食物繊維の機能の両方を兼ね備えているのです。

レジスタントスターチは、お米、穀類、いも類にも含まれていますが、もっとも簡単に、多くのレジスタントスターチや食物繊維を摂ることができるのが、バナナなのです。

しかもバナナには、タンパク質、ビタミンB群、カリウム、マグネシウム、ポリフェノール、ナイアシンなど、多くの栄養素が含まれており、消化促進効果、代謝促進効果、不眠解消効果があります。

一方で、脂質はほとんど含まれておらず、カロリーは一本あたり約93キロカロリーと低く、低ＧＩ食（食べた後に血糖値が上がりにくい食材）でもあります。

なお、バナナは成熟具合によって、含まれている栄養素の量が異なります。

黄色いバナナにはビタミンB群が、完熟した茶色いバナナにはリン脂質やポリフェノールが多く含まれていますが、**レジスタントスターチが特に多く含まれていて、整腸効果が期待できるのは、上下の先端部分に青み（緑色）が残っている、バナナ業界で「グリーンチップ」と呼ばれるバナナです。**

もちろん、黄色や茶色のバナナにもレジスタントスターチは含まれていますが、もしグリーンチップのバナナを見つけたら、ぜひそちらを選んでください。

一本ずつ分け、新聞紙にくるんで冷蔵庫の野菜室に入れれば、熟すのを少し遅らせることができます。

安価で簡単に食べられ、腸にも健康にも良く、太りにくいバナナ。みなさん、ぜひ家庭に常備し、できれば毎朝食べるようにしてください。

ほかに、時間のない朝におすすめなのが、ヨーグルトです。

たとえば、「ヨーグルトに刻んだナッツやドライフルーツ、グラノーラをのせ、はちみつをかける」「ヨーグルトに大根おろしをのせ、はちみつをかける」など、ヨーグルトをベースにした簡単メニューであれば、腸内環境を整える乳酸菌やオリゴ糖、食物繊維などを同時に摂ることができます。

特別付録

お腹の症状別に！
よく効く小林式腸活のススメ

Intestinal activity

本書でお伝えしてきた「30秒腸活」だけでも、腸内環境は良くなり、便秘、下痢、ガス腹などのお腹の悩みに効果はありますが、「今、この瞬間の便秘をなんとかしたい」「即効性が欲しい！」という方も多くいらっしゃると思います。

便秘以外にも、「急な便意に悩んでいる」「残便感がある」「コロコロ便が気になる」「ガス腹でつらい」など、**症状別にやってほしい腸活体操**を特別付録としてまとめました。

どれも私が便秘外来で長年、患者さんにお伝えしてきたものです。

体操をやった後、すぐ強い便意が起こり、トイレに駆け込んだという方もたくさんいらっしゃいます。

お腹の悩みがある方は、ぜひ症状別の体操を試してみてください。

便秘で出そうで出ないのがストレスという方におすすめなのが、

トイレ体操です。

「トイレが長くて大変」「便秘で苦しい」という方に、ぜひ実践していただきたいです。


トイレのときの姿勢から違います。

前かがみになることで直腸と肛門が一直線になるので、便が出やすくなるのです。

これを知っているだけでも、ずいぶんトイレが楽になるはずです。


症状別の腸活体操、トイレ体操、長生きみそ汁などの健康習慣。

毎朝の30秒腸活に加え、これだけ知っていてもらえれば、あなたのお腹の悩みは解決したも同然。

腸が整い、全身が健康になっていくでしょう。

医師として30年ほど腸に向き合ってきて、たどり着いた小林式腸活、そのすべてをあなたに送ります。

おすすめ！

お腹がパンパン
でつらい

とにかく便秘を
すぐ改善したい

トイレでいきむ
ことが多い

数日出ていないので、
今すぐ便を
出したい

ガスが溜まって
いる気がする

いきむとき、
血圧が上がる
ので心配

こんな人に

トイレの時間が
長くてストレス

するっと便を
出したい

腸活をもっと
やりたい！

残便感がある

健康に
なりたい！

急激な便意で
もれそうなとき
がある

特別付録

1

Intestinal activity

便秘、ガス腹、膨満感……

即効性が欲しい人のための腸活体操

便秘改善の強い味方！「お腹つかみ腰回し」

腸のぜん動運動を高める

1
わき腹を
つかんで
立ちます。

脚を肩幅に開き、
両手で両わき腹を
つかんで立ちます。

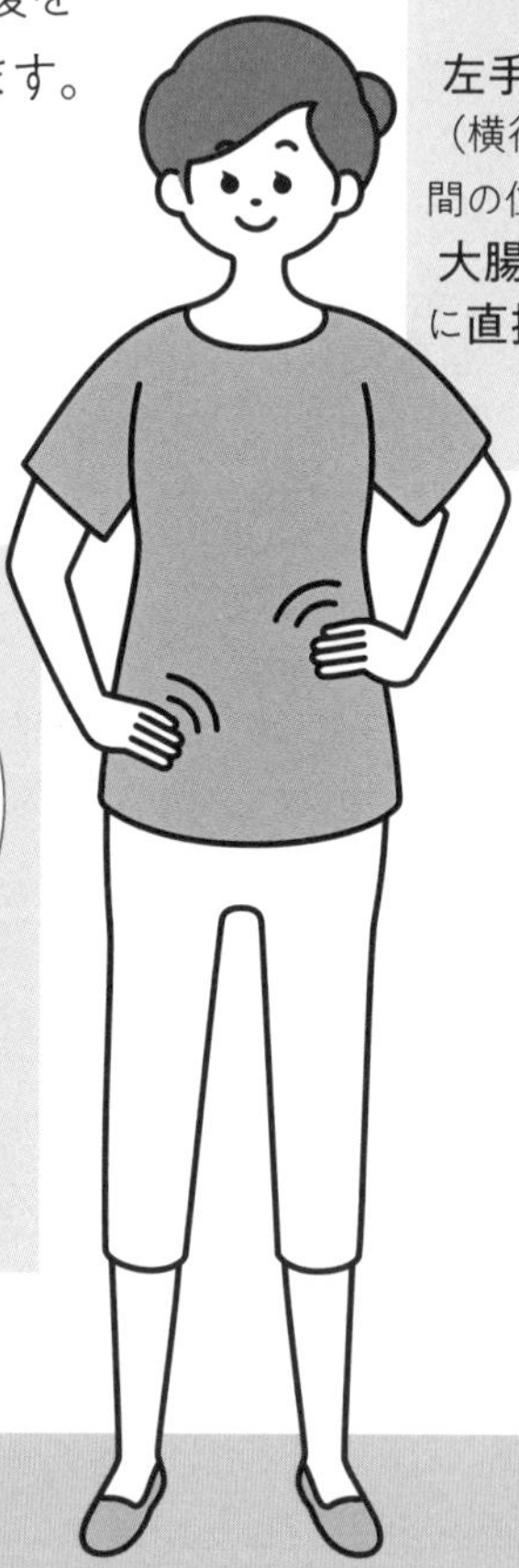

POINT

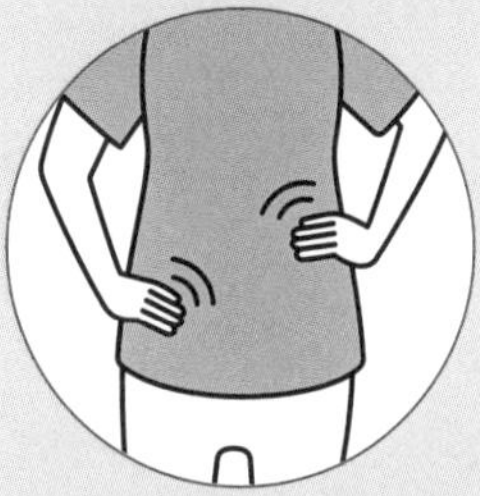

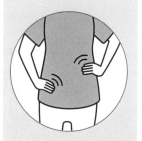

右手で腰骨のすぐ上
（盲腸の位置）、
左手でろっ骨のすぐ下
（横行結腸と下行結腸の
間の位置）を**つかむこと。**
大腸の詰まりやすい部分
に**直接刺激を与える**こと
ができます。

POINT

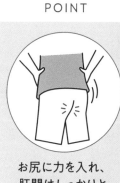

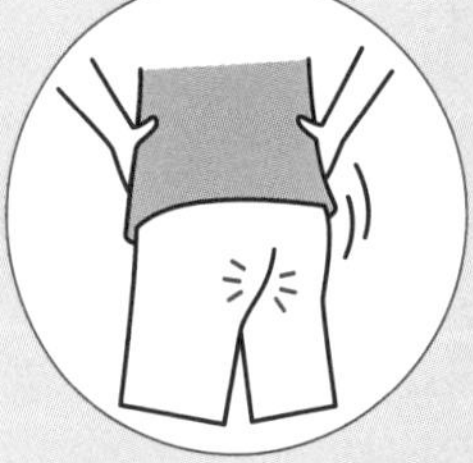

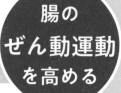

お尻に力を入れ、
肛門はしっかりと
締めましょう。

「弛緩性便秘」の改善に有効です！

2
わき腹をもみながら、腰を左右に回します。

わき腹をもみながら、腰を右回りと左回りに各8回ずつ回します。次に、手の位置を入れ替えて（右手でろっ骨のすぐ下、左手で腰骨のすぐ上をつかむ）やってみましょう。わき腹をもみながら腰を回すことで、ぜん動運動が促されます。もむときには、力を強く入れすぎないようにしましょう。

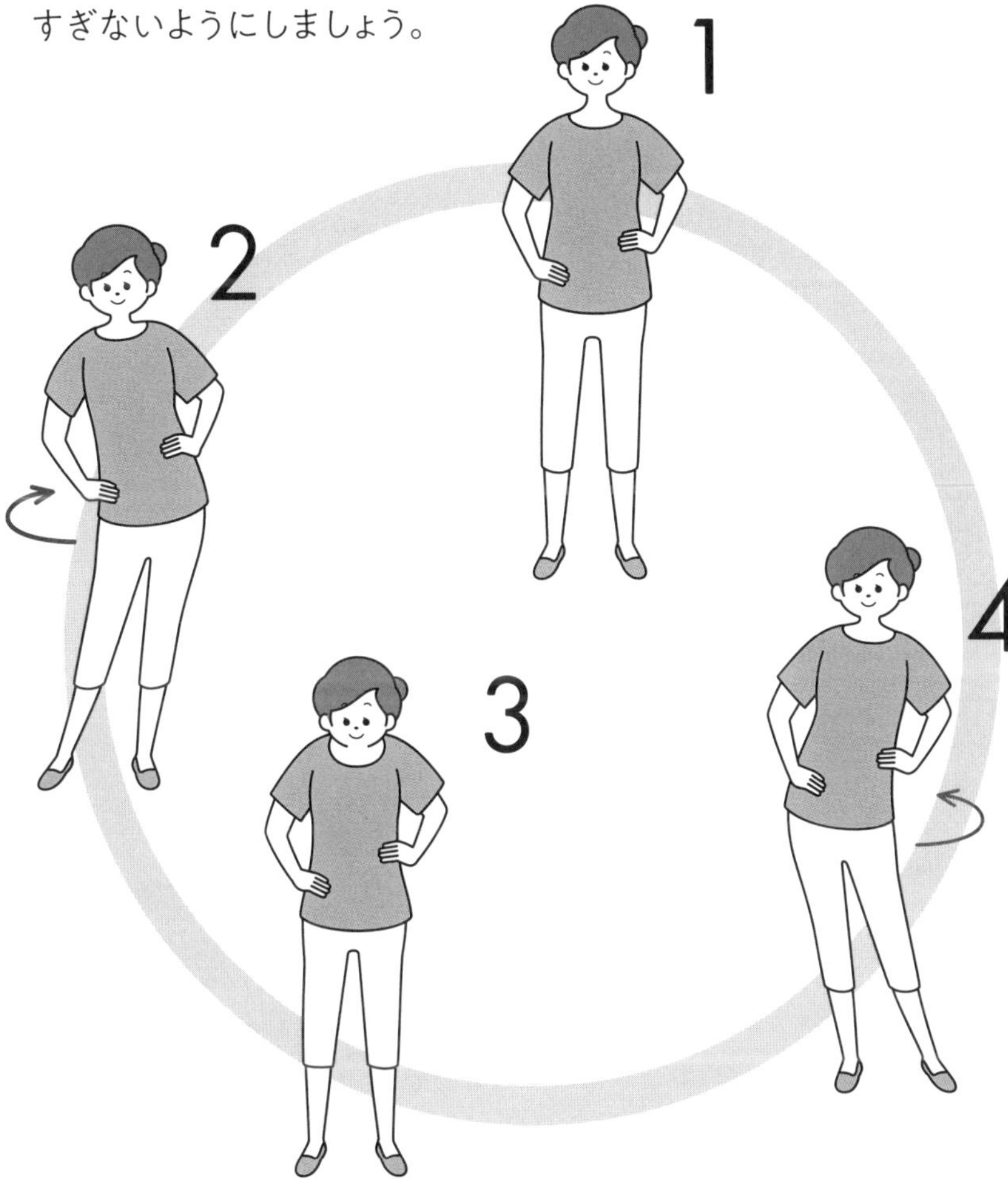

便やガスの移動を促す「お腹しぼり」

1
わき腹をつかんで立ちます。

脚を肩幅に開き、 両手で両わき腹をつかみ、
背すじを軽くそらして立ちます。
同時に、 鼻から大きく息を吸います。

鼻から吸う

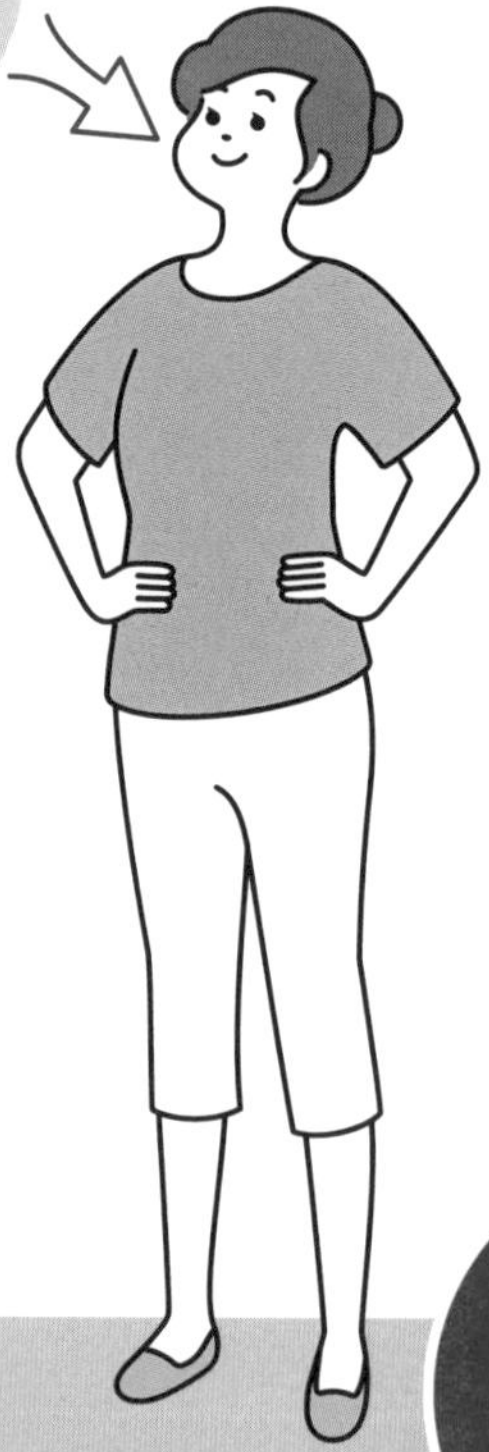

POINT

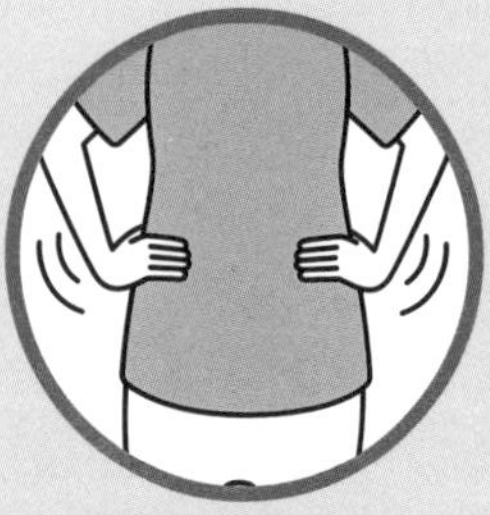

指を立てず、
指の腹で腸全体を
つかみましょう。

腹筋も鍛える

排便に必要な腹筋も鍛えられます！

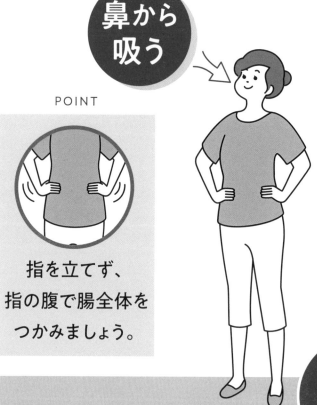

2
息を吐きながら、上体を前に倒します。

口から強く息を吐きながら、上体を前に傾け、わき腹の肉を両手でおへそに集めるように、お腹をしぼります。指の腹全体で、お腹の深部に圧を加えるように押します。1~2の動きを5~10回繰り返します。

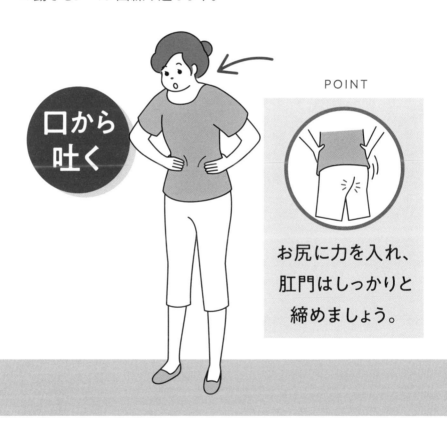

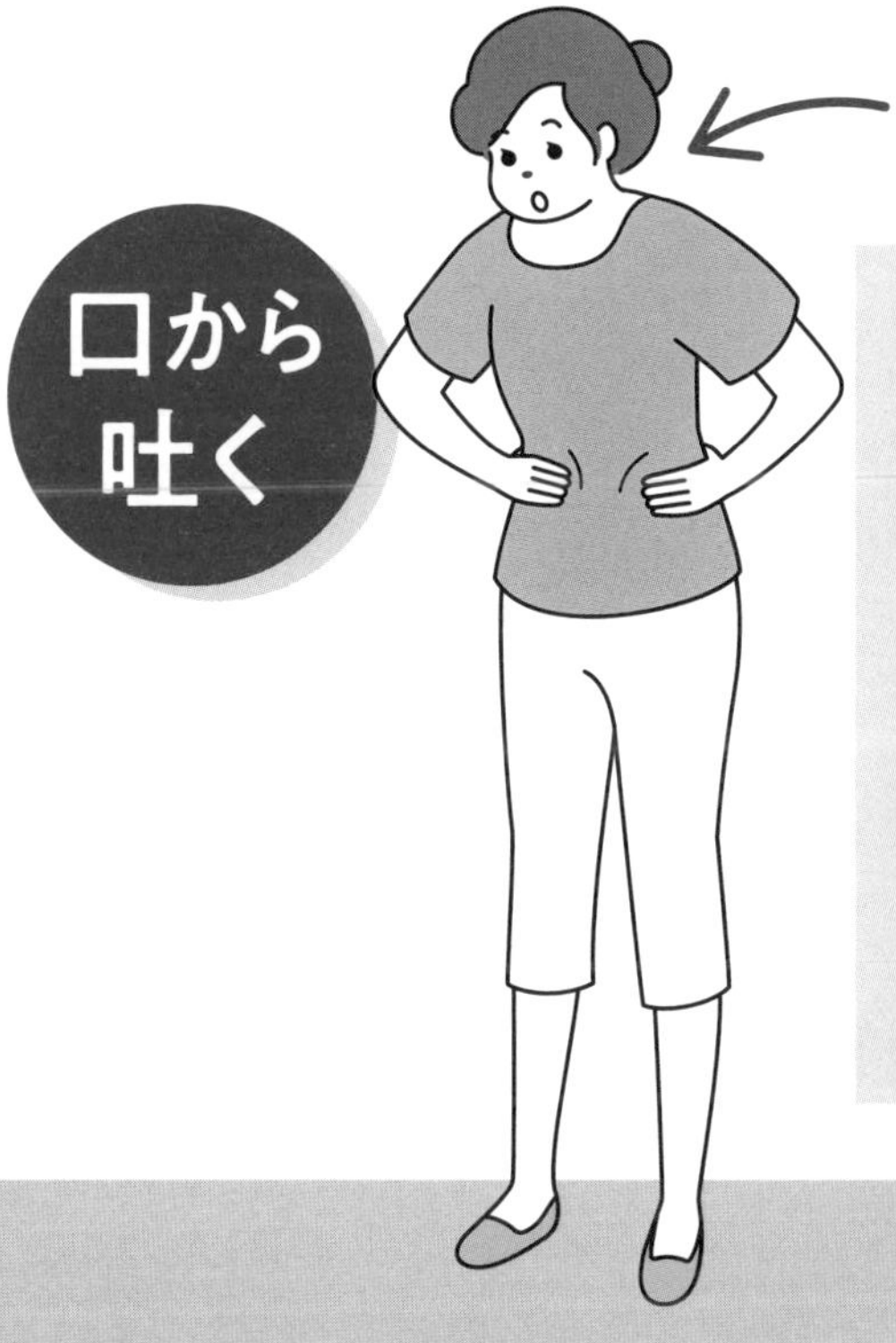

POINT

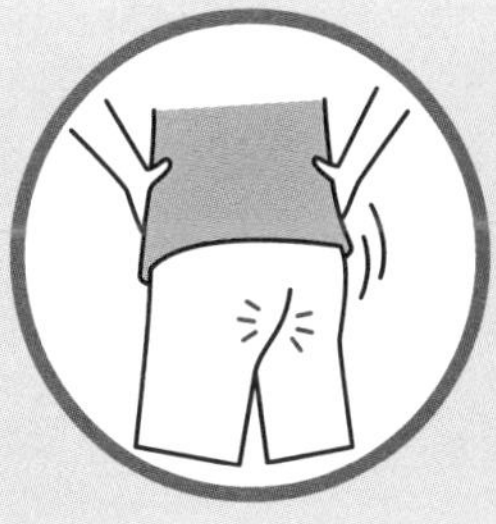

お尻に力を入れ、肛門はしっかりと締めましょう。

>>> ガスや便の移動・排泄を促進！

便意がすぐにあらわれる「腕振り上体ひねり」

腸のまわりの
血流を
促す

1

脚を肩幅に開き、
背すじをのばして
立ちます。

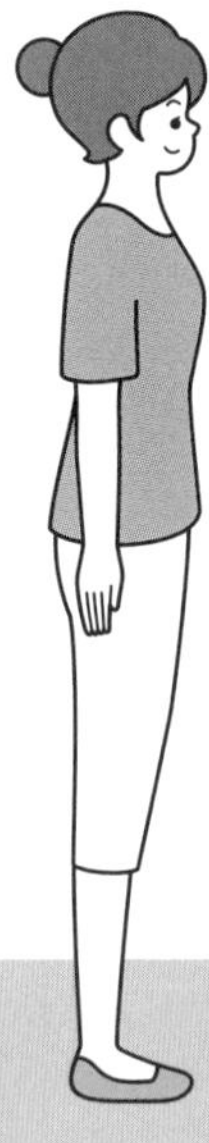

2

上体を左にひねると同時に、
右腕を前、 左腕を後ろに振り
上げます。腕には力を込めず、
上体をひねる動きに合わせて
自然に振り上げます。
体の真ん中に軸が通っている
のをイメージしましょう。
手が、 人や家具にぶつからな
いように注意してください。

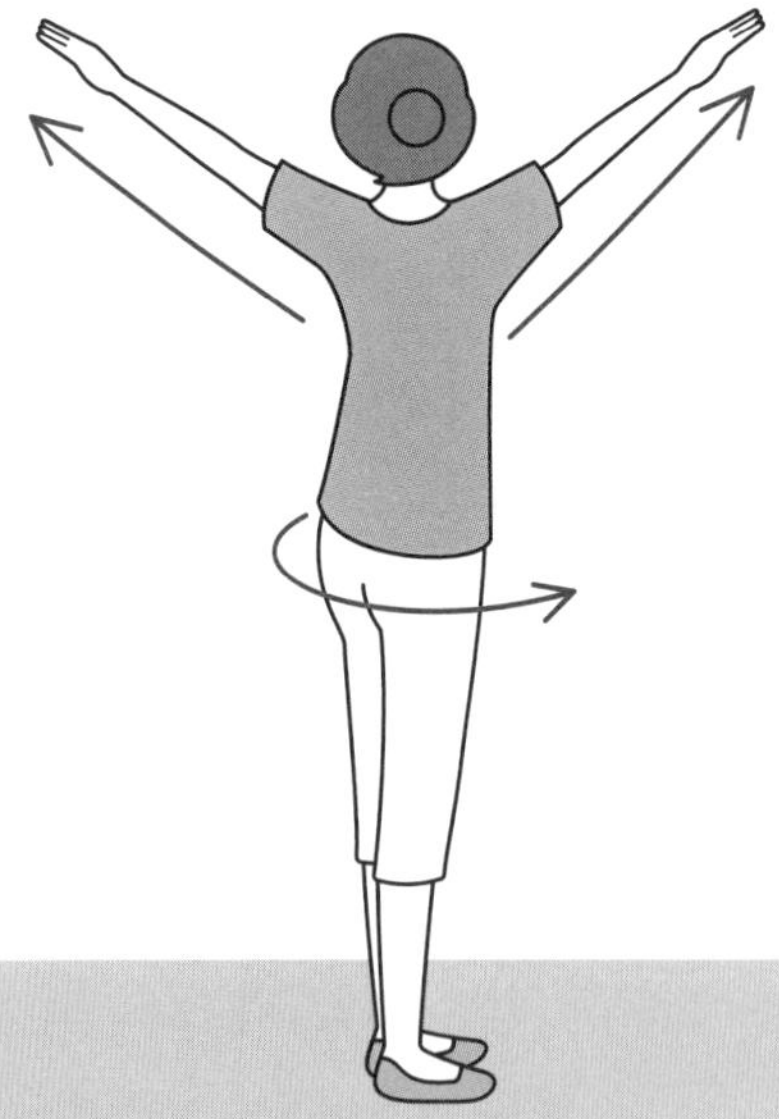

お腹まわりの血流を促します!

3

一度、１の姿勢に
戻ります。

4

上体を右にひねると同時に、
左腕を前、右腕を後ろに振り
上げます。
1～4の動きを８回繰り返します。

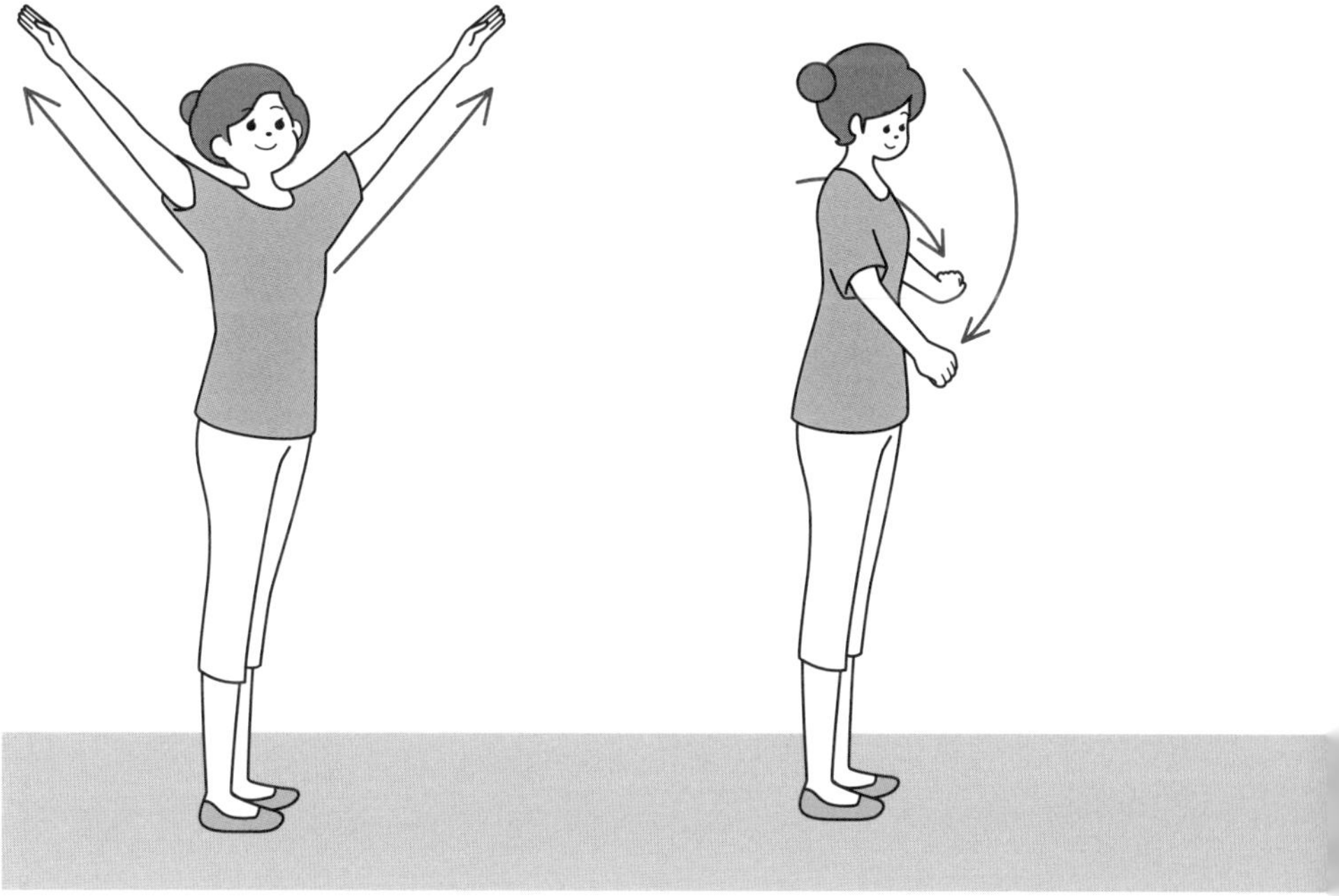

>>> 腸全体を刺激すると同時に、

「ガス腹」「腹部膨満感」を解消！「腸ひねり」

1

右手で左手首をつかみます。

脚を肩幅に開き、背すじをのばして立ち、右手で左手首をつかみます。

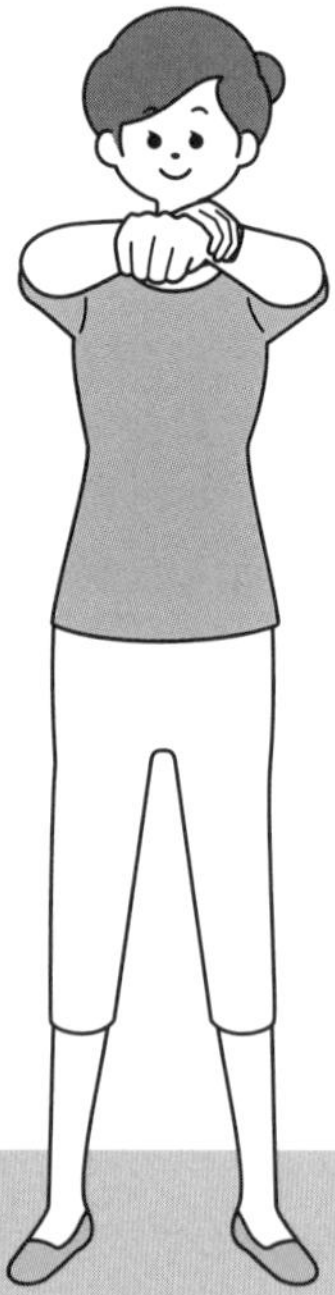

腸のぜん動運動を活発にします！

2

上体を左にひねります。

息をゆっくり吐きながら、手首をつかんだまま上体を左にひねり、10秒間キープします。やや痛いと感じるところまでひねりましょう。

3

手を持ち替え、上体を右にひねります。

一度、1の姿勢に戻り、今度は左手で右手首をつかみます。次に、息をゆっくり吐きながら、手首をつかんだまま上体を右にひねり、10秒間キープします。

1~3の動きを6回繰り返します。

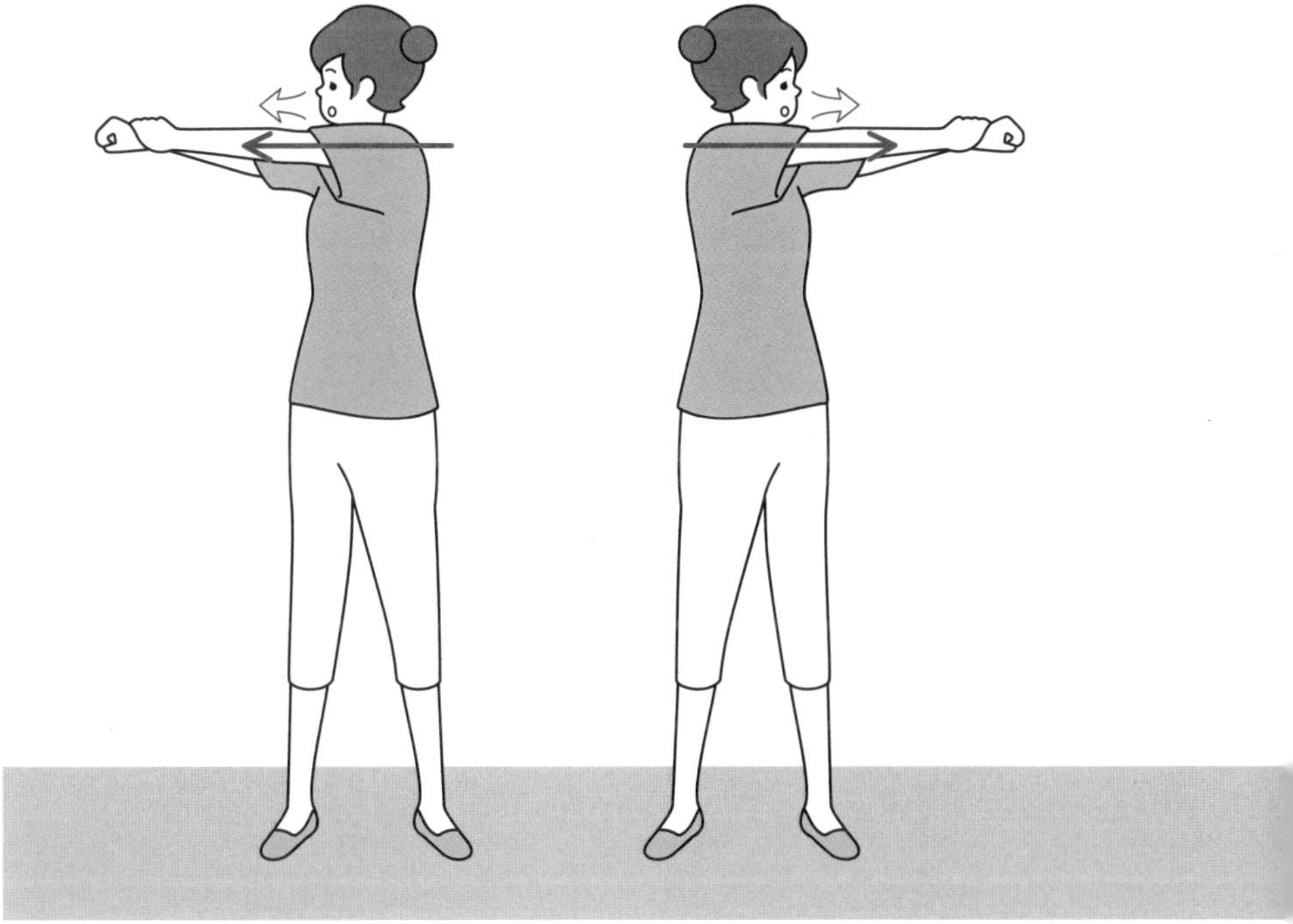

>>> 腸にたまったガスを絞り出し、

「残便感」のある人に！「肛門ツイスト」

1

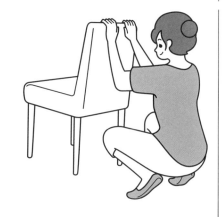

イスの背もたれにつかまり、腰を落とします。

イスがぐらついていないか確認し、両手でイスの背もたれにつかまり、大きく足を開いたまま腰を落とします。このポーズだけでも、肛門に刺激が与えられます。

2

お尻を右にひねります。

腰を落とした状態で、肛門をねじるような感覚で、お尻を右にひねり、5秒間キープします。下腹をひねるようにお尻を動かしましょう。

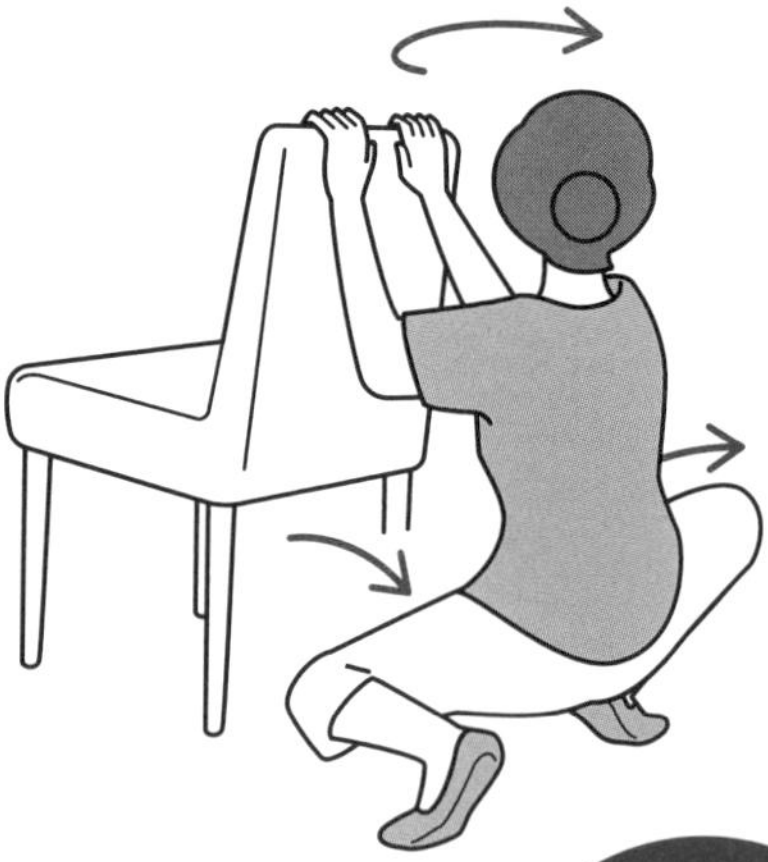

肛門
括約筋を
刺激する

便秘」の改善に有効！

3
お尻を左に
ひねります。

一度、1の姿勢に戻り、
今度はお尻を左にひねり、
5秒間キープします。

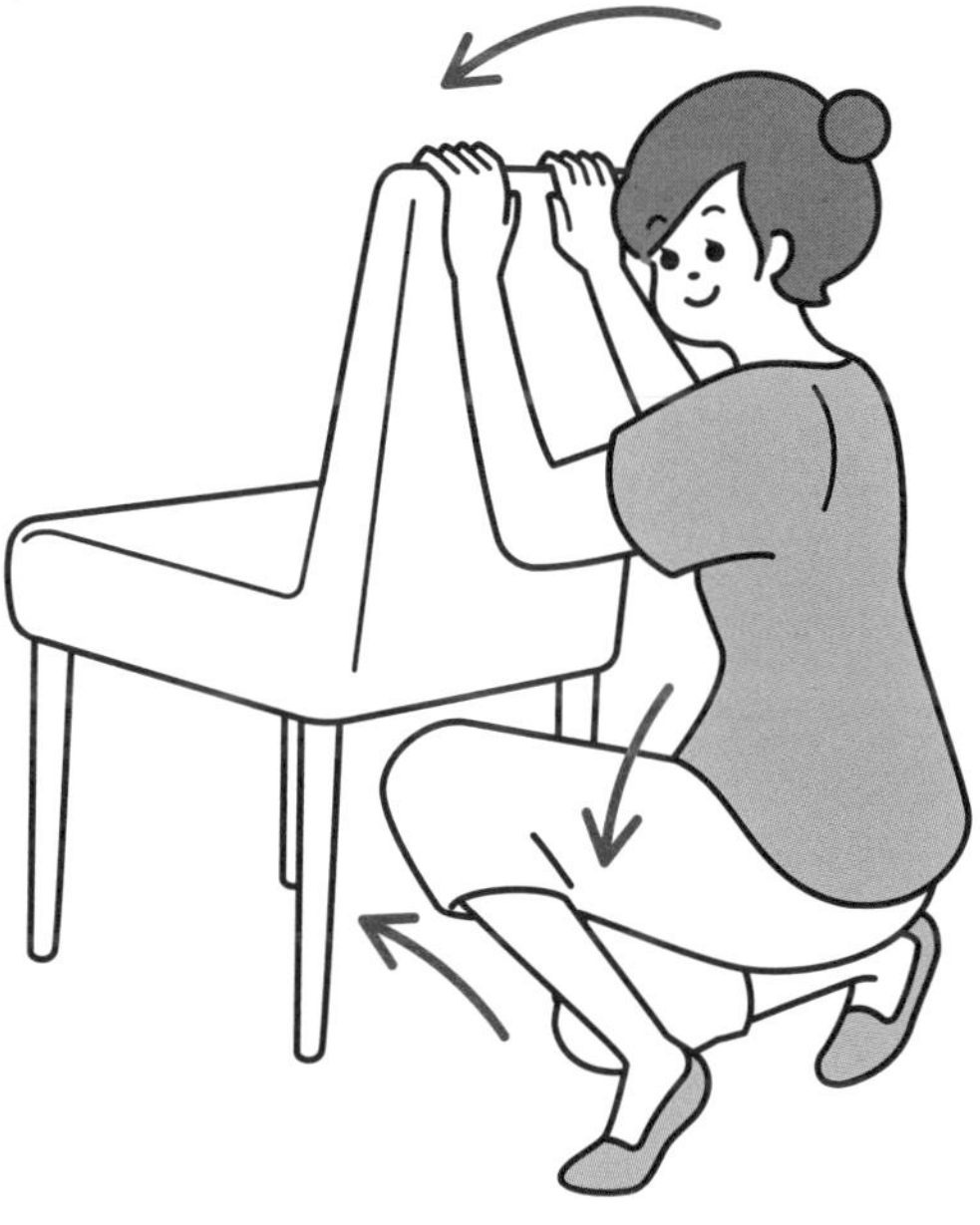

もれそう！　急激な便意に効く！「目つぶり1分深呼吸」

1

目をつぶって気分を落ち着かせます。

急激な便意を感じたら、
すぐに目をつぶって気分を落ち着かせます。

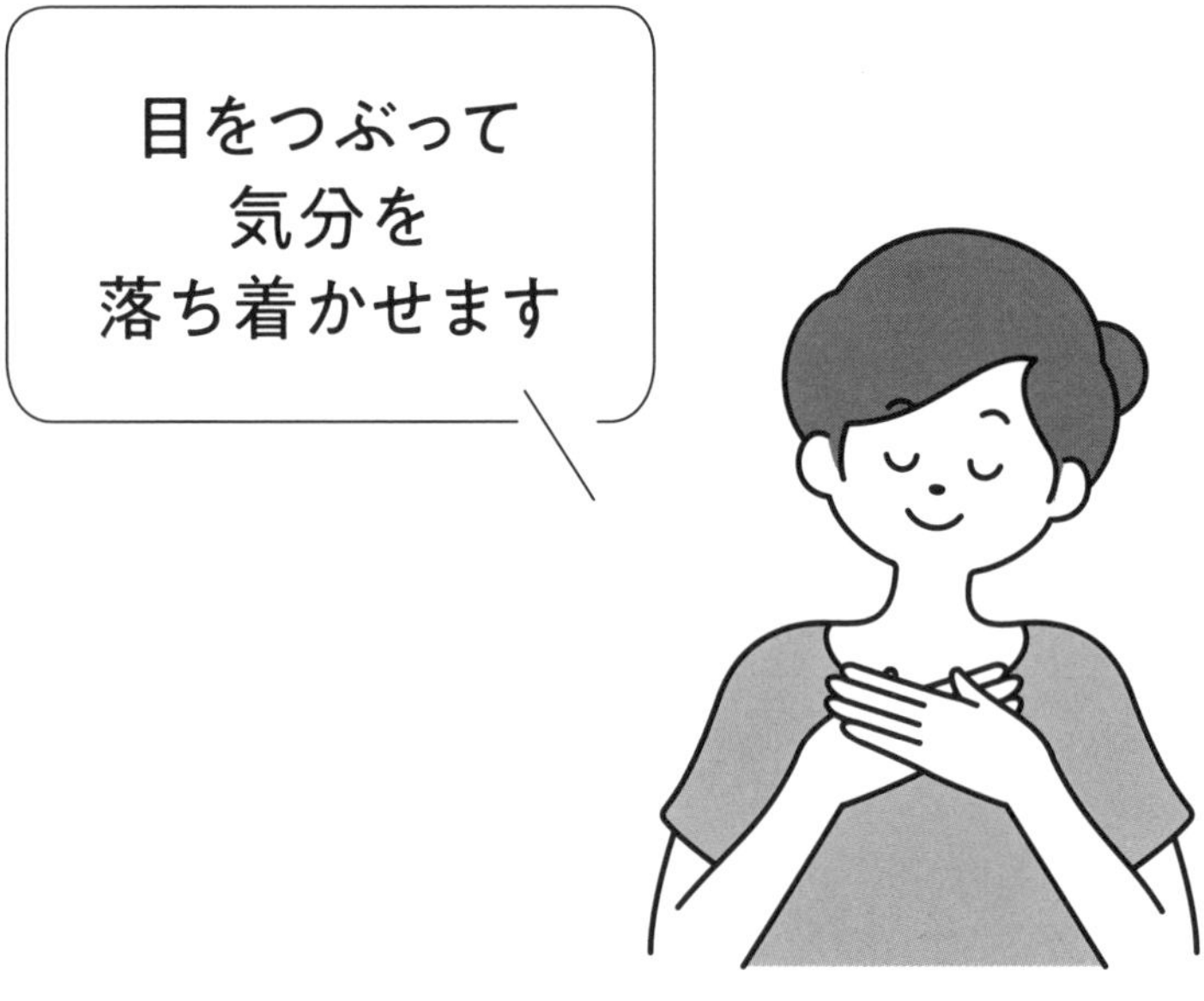

を整え、急激な便意を抑えます！

2

深呼吸を1分間繰り返します。

目をつぶったまま、 鼻から息を吸い、
口からゆっくりと息を吐く呼吸を1分間繰り返します。
3秒吸って6秒吐く、 4秒吸って8秒吐くなど、
吸う：吐く=1：2の長さで行うのがポイントです。
あせらずに深呼吸を繰り返しましょう。

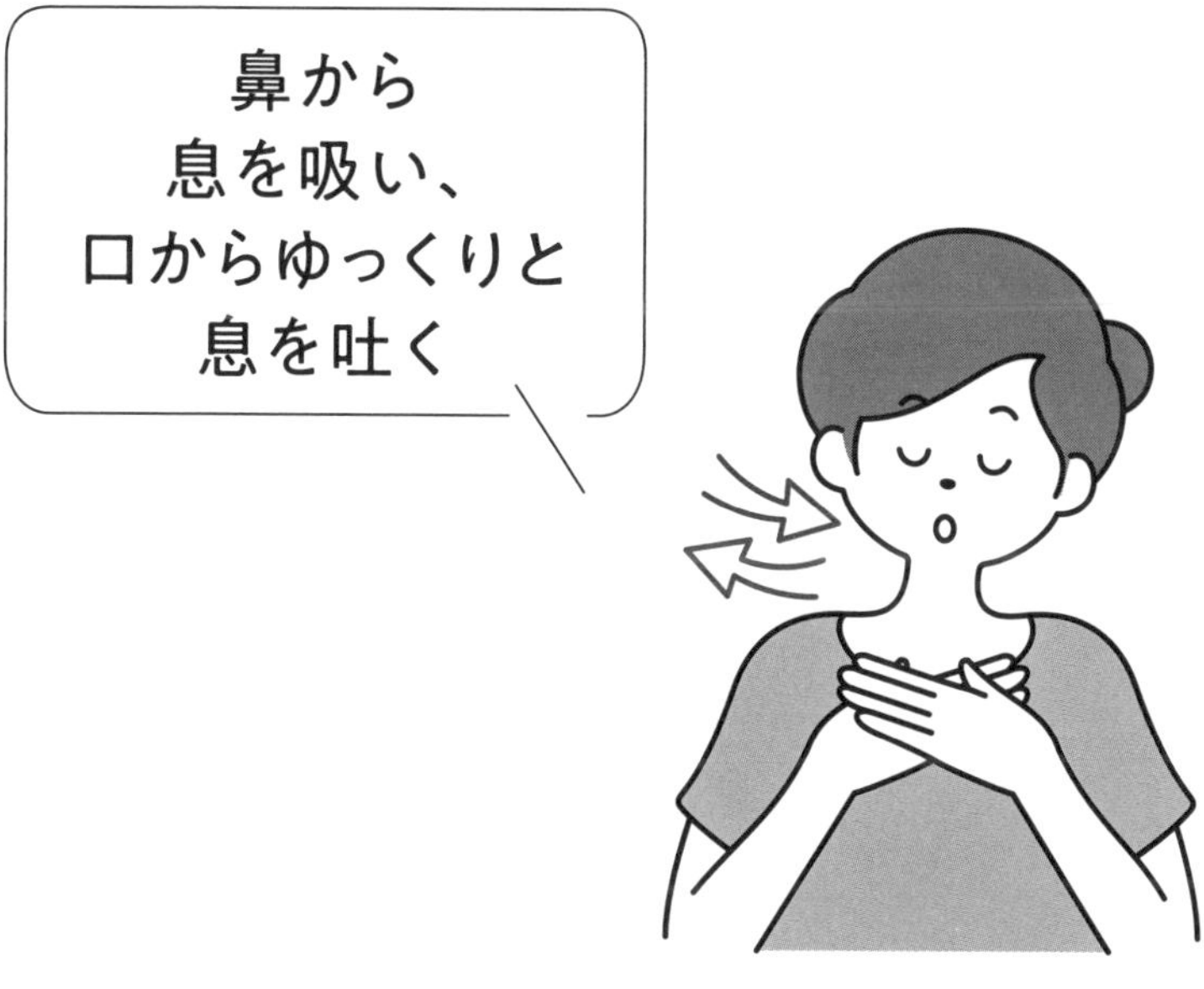

特別付録

2

Intestinal activity

お腹スッキリ！いきまず、スルスル出る魔法のトイレ体操

基本の座り方は「前かがみ」

トイレの姿勢の基本は、 前かがみで座ること。
ロダンの彫刻「考える人」 のような姿勢を
イメージしてください。
腰の角度は、 35 度程度になるのが理想です。
前かがみになるのが難しい人は、
便器の前に踏み台を置くなど工夫しましょう。

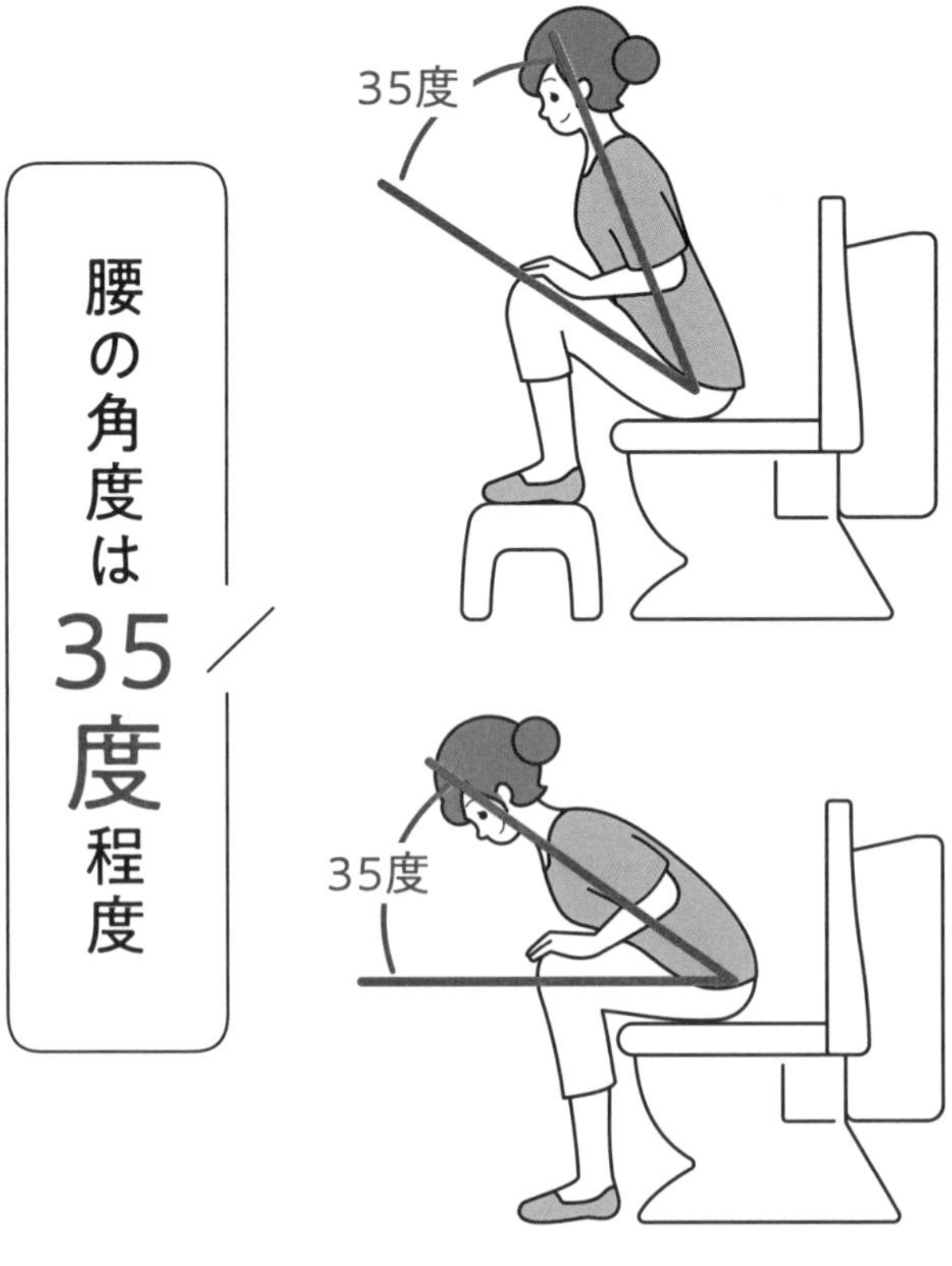

前かがみになると、直腸と肛門が一直線に！

普段、便が勝手に漏れないのは、
恥骨直腸筋というループ状の筋肉が直腸を引っ張り、
ストッパーの役割を果たしているからです。
逆に、排便をしたいときは、
前かがみになることで恥骨直腸筋がゆるみ、
直腸から肛門までがほぼ一直線になって、
便がスムーズに出ます。

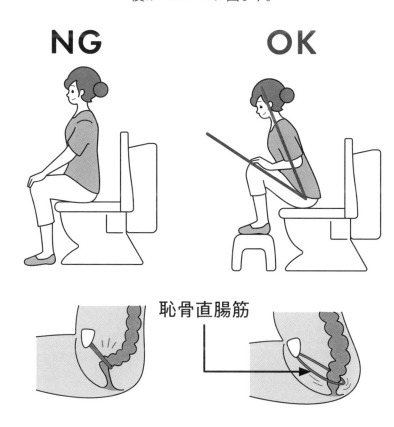

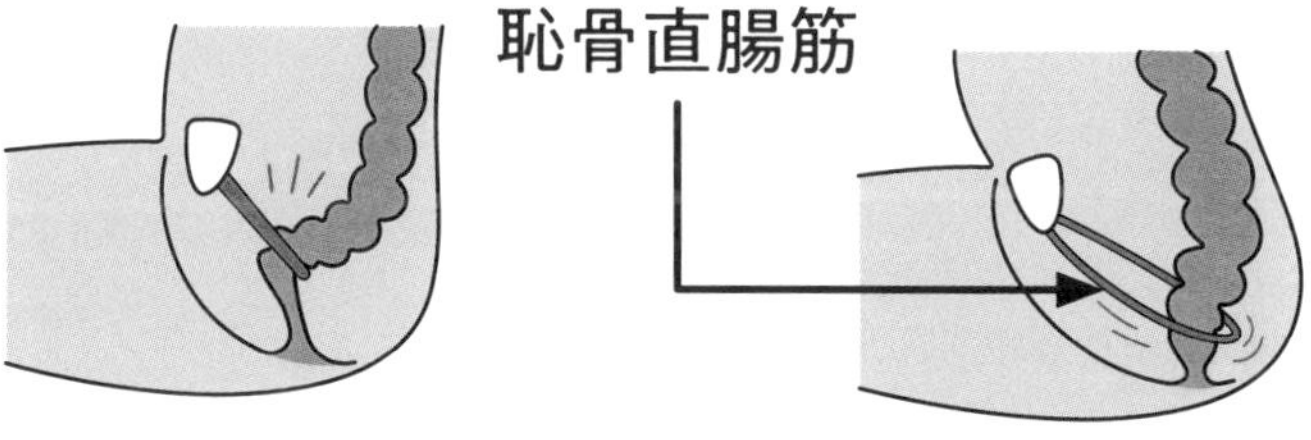

1

背すじをのばして座ります。

脚を肩幅に開き、 骨盤を立て、
背すじをのばした状態で座ります。
猫背にならないよう気をつけましょう。

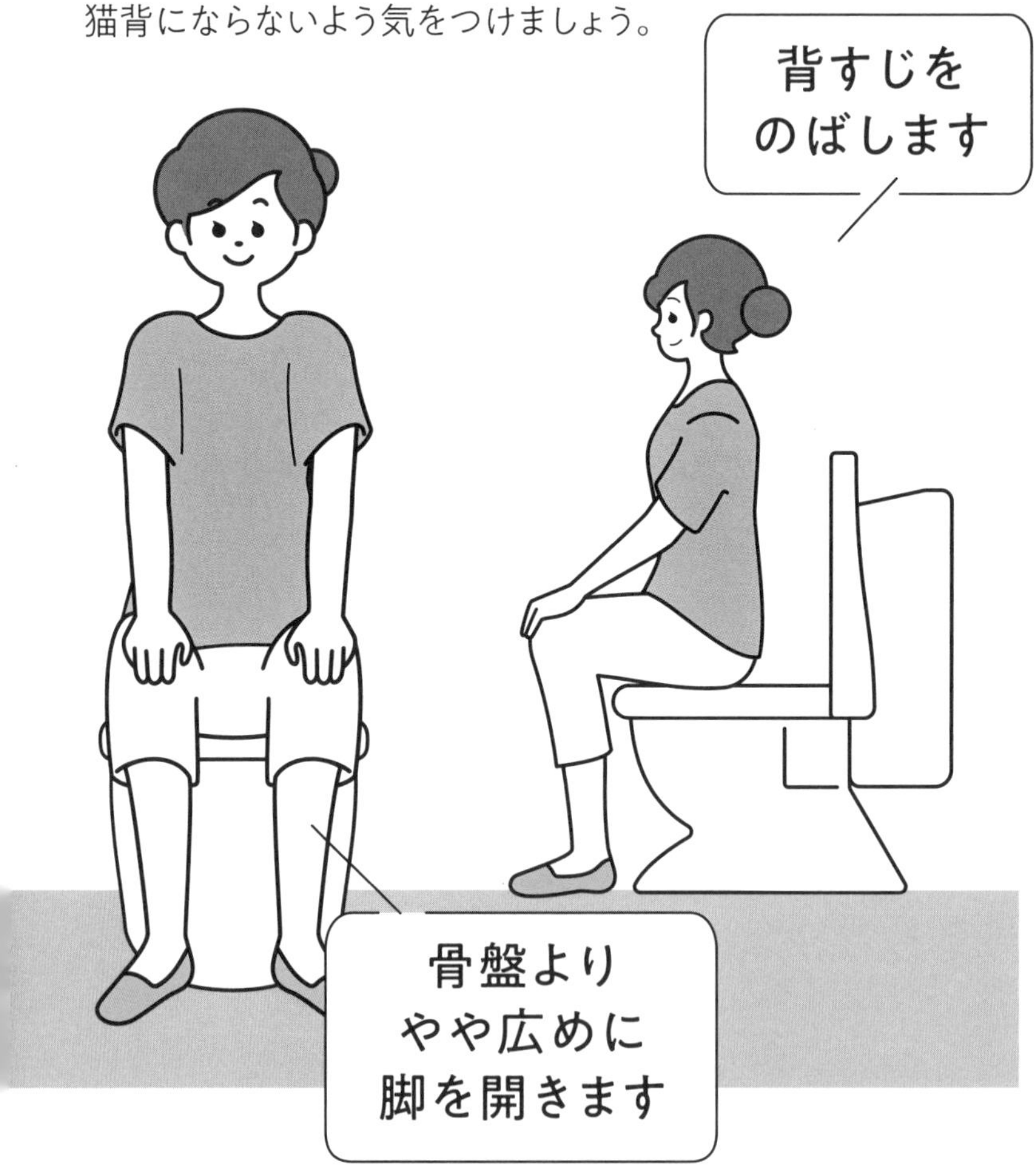

その刺激が便意を促します。

2

ゆっくりと左右に上体をひねります。

右ひじを左ひざに、 左ひじを右ひざにつけるように、
ゆっくりと上体を左右交互にひねります。
腕だけではなく、 お腹からひねる意識で行いましょう。

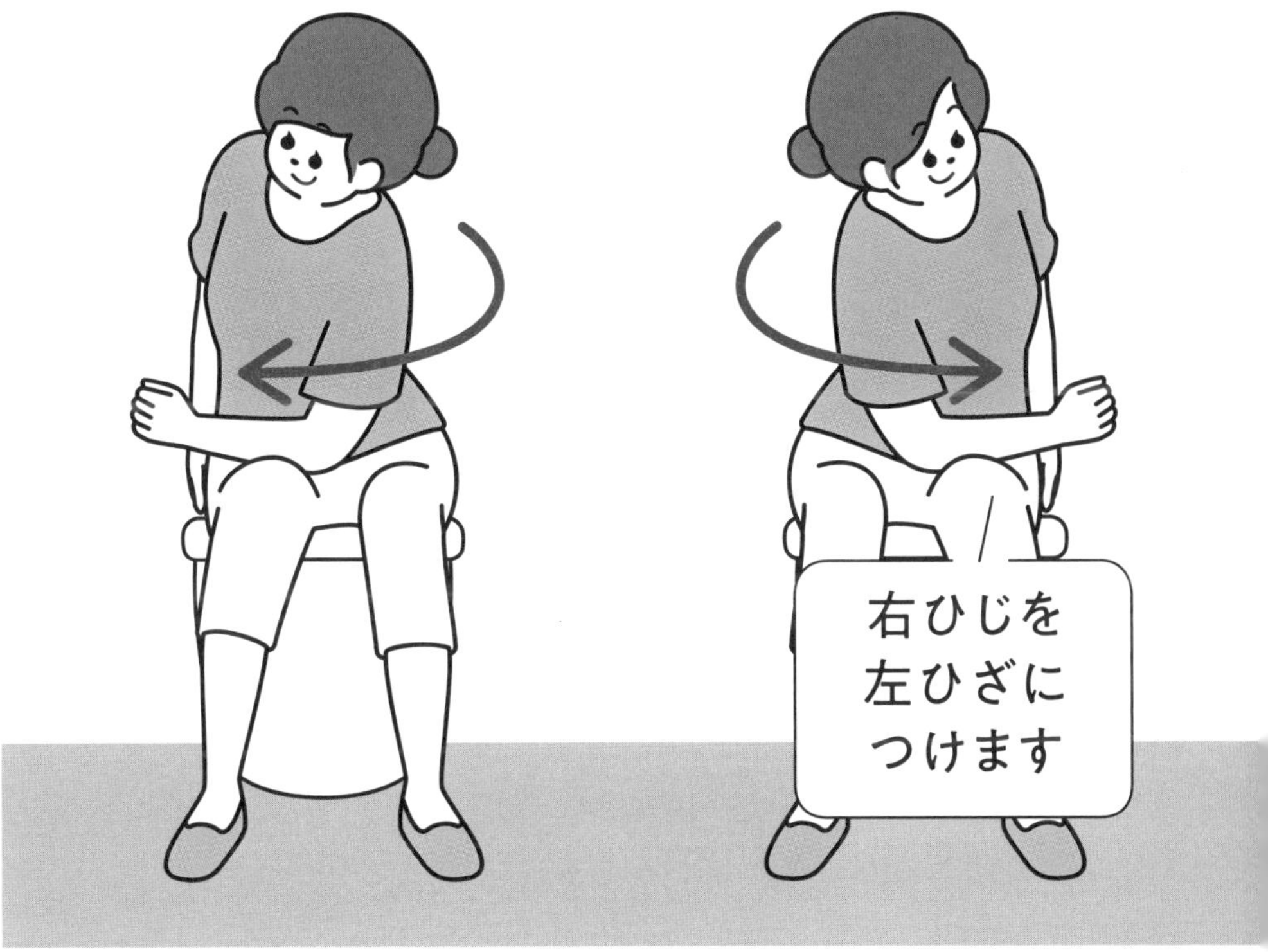

>>> 大腸が一緒に引っ張られ、

1

背すじをのばして座ります。

脚を肩幅に開き、 骨盤を立て、
背すじをのばした状態で座ります。
猫背にならないよう気をつけましょう。

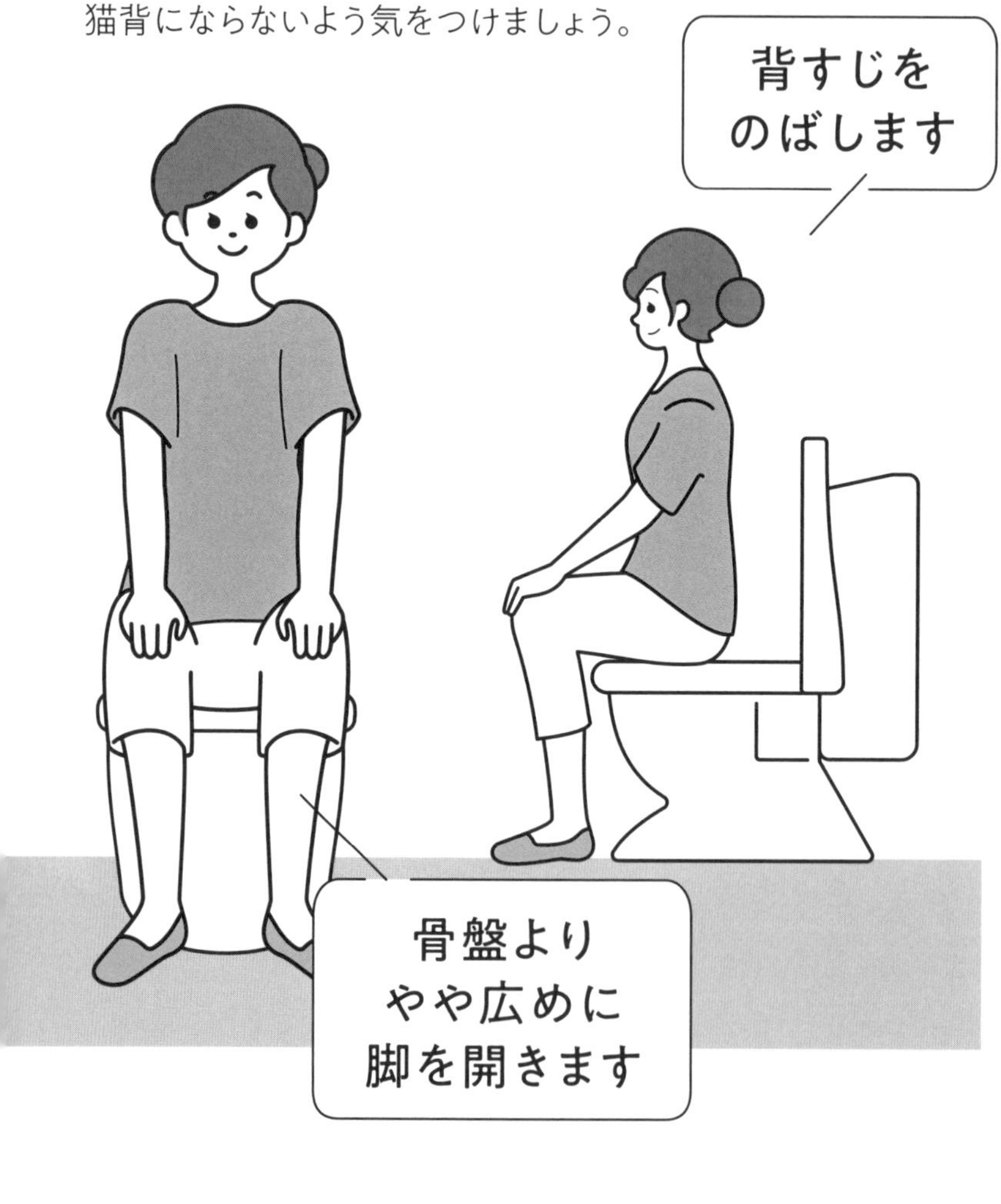
背すじを
のばします
骨盤より
やや広めに
脚を開きます

高い効果が得られます。

2

ゆっくりと左右に上体を深くひねります。

ゆっくりと上体を左右交互にひねり、 右手で左脚のくるぶしに、 左手で右脚のくるぶしに触れます。

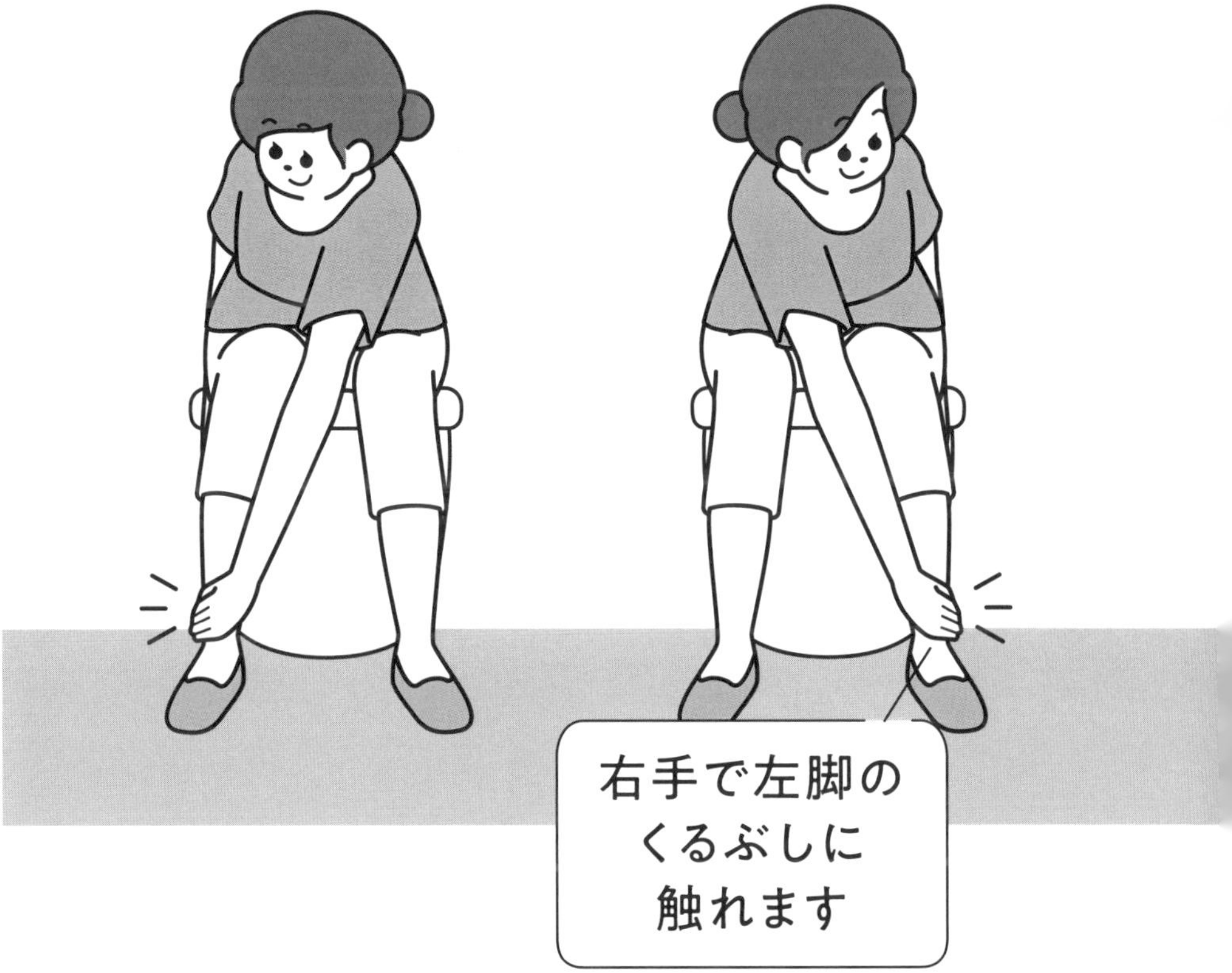

1

上体をゆっくりと後ろに傾けます。

脚を肩幅に開いて座り、 息を吸いながら、 上体をゆっくりと後ろに傾けます。

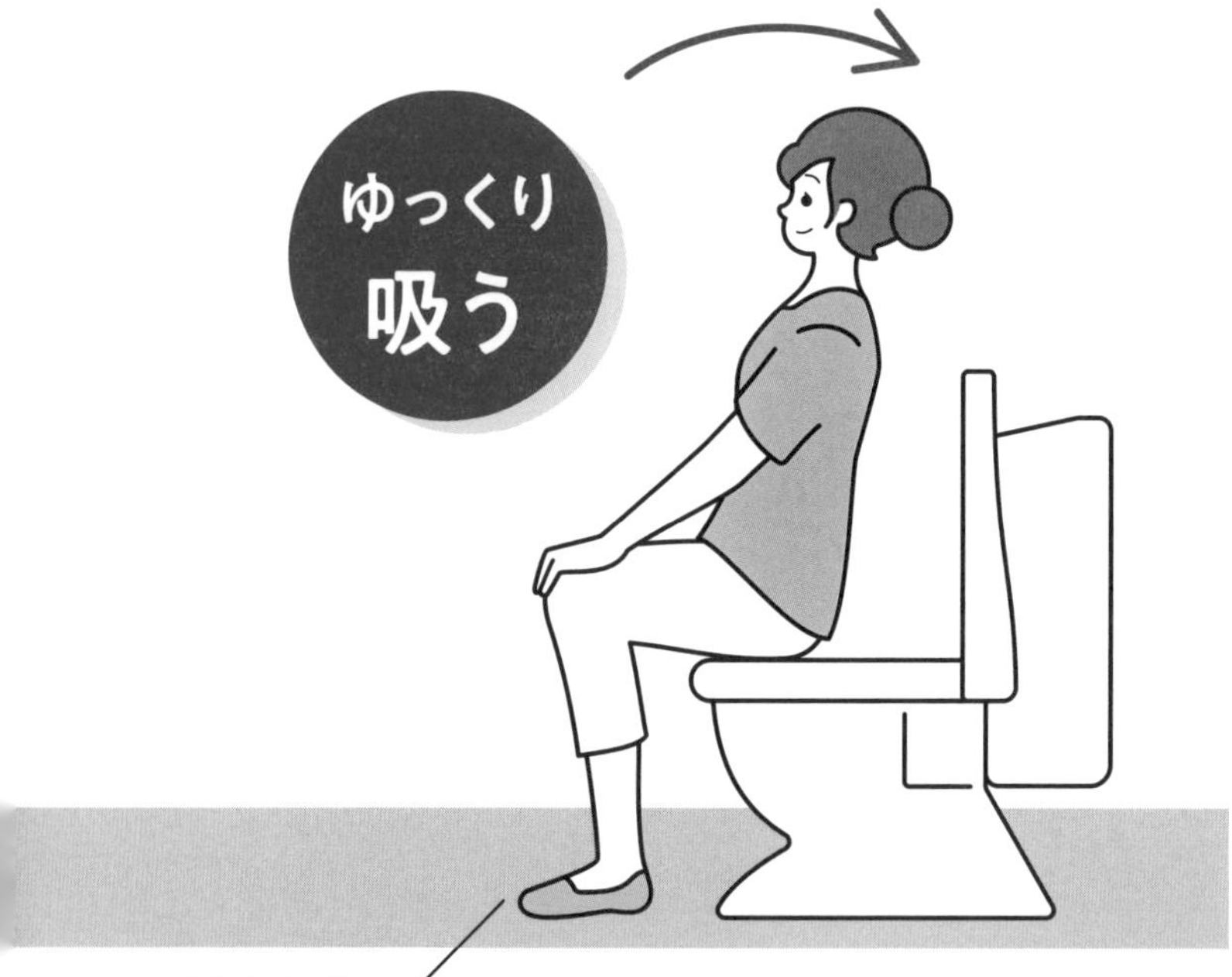

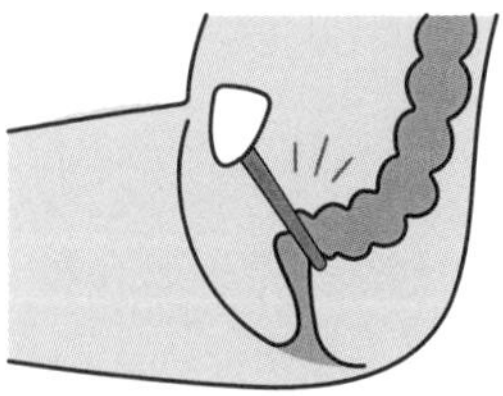

上体が後ろに倒れると、
恥骨直腸筋が緊張し、
直腸が引っ張られて
曲がります

排便しやすい状態をつくります!

2

上体をゆっくりと前に傾けます。

息を吐きながら、 上体をゆっくりと前に傾けます。 1~2を何度か繰り返し、 前傾時に排便します。 いきみすぎると、 痔や脳卒中のリスクが高まるため、息を吐きながら前傾しましょう。

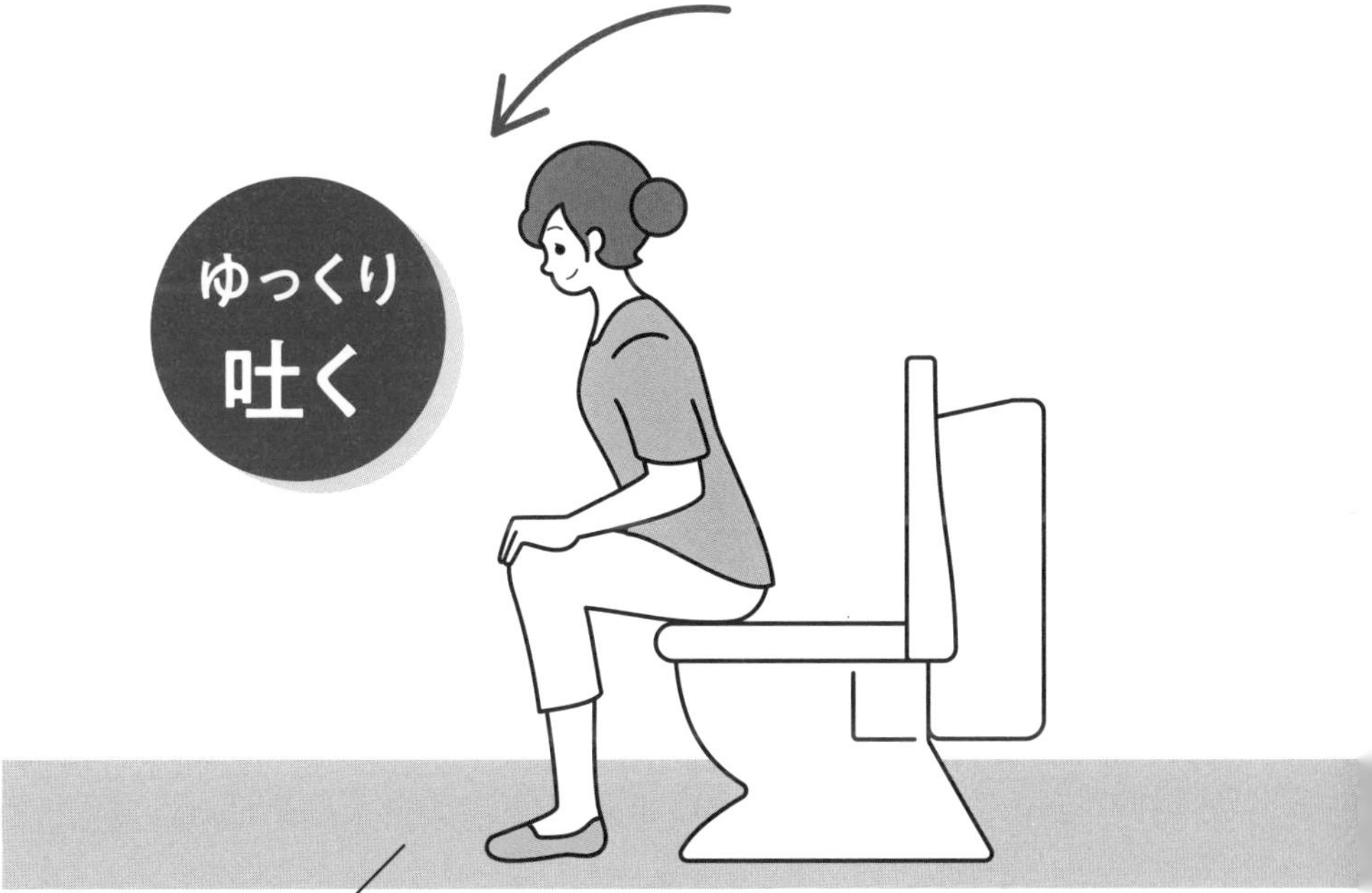

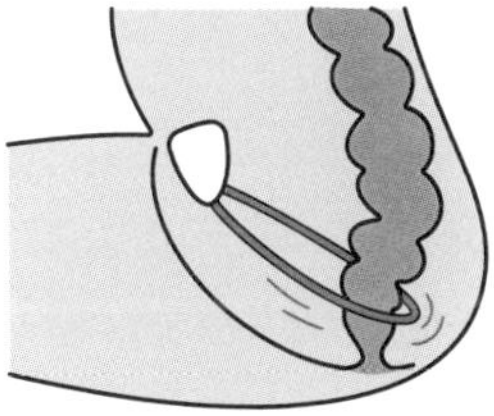

上体が前に倒れると、
恥骨直腸筋がゆるみ、
直腸から肛門までがほぼ
一直線になります

>>> 恥骨直腸筋を効果的にゆるめて、

1

上体をゆっくりと後ろに傾けます。

脚を肩幅に開いて座り、 息を吸いながら、 上体をゆっくりと後ろに傾けます。

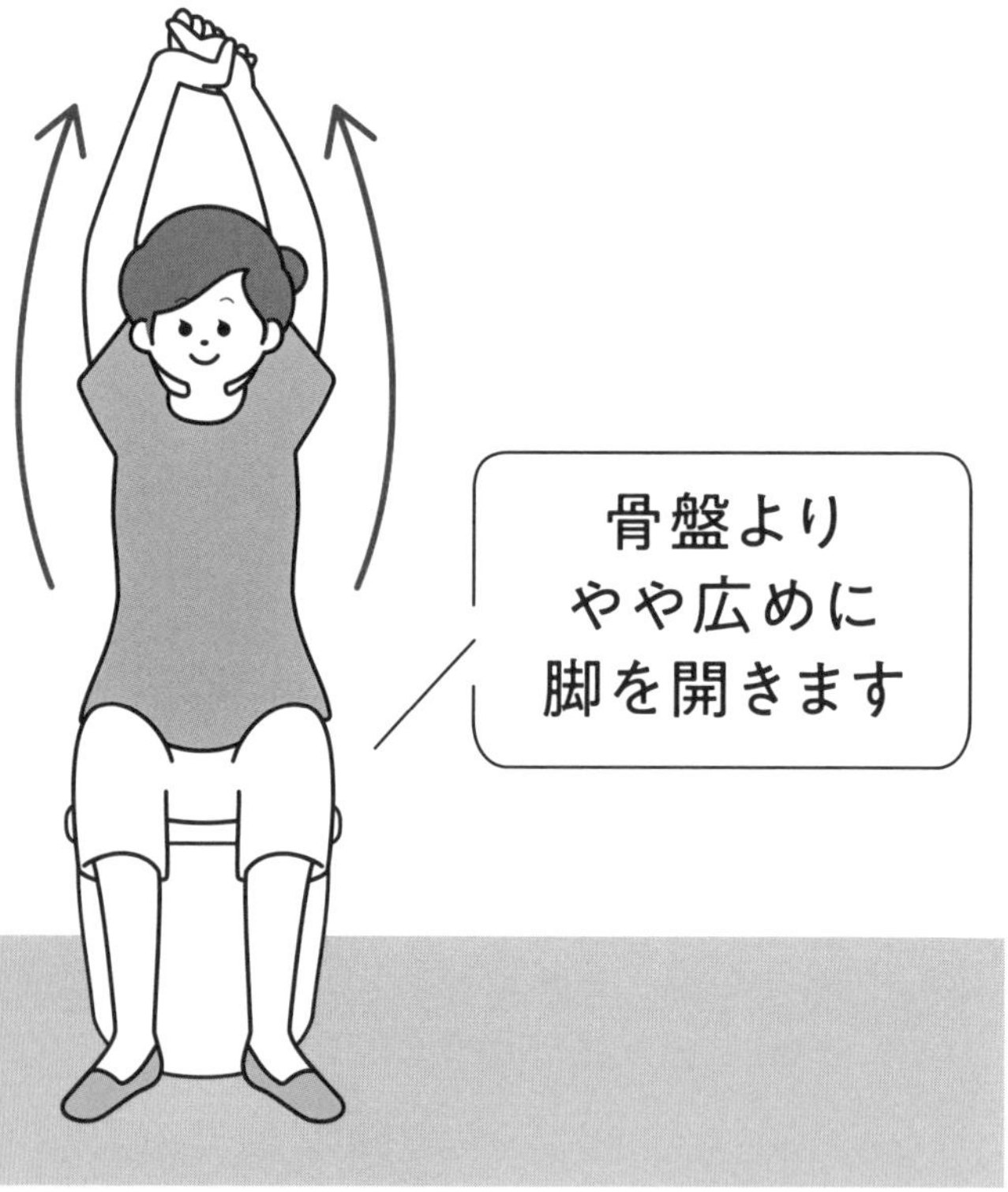

大腸が刺激され、ぜん動運動が促されます！

2

ゆっくりと左右に上体を振ります。

背すじをのばしたまま、 振り子時計のように、 上体を左右にゆっくりと振ります。
息を吐きながら傾け、 息を吸いながら戻しましょう。

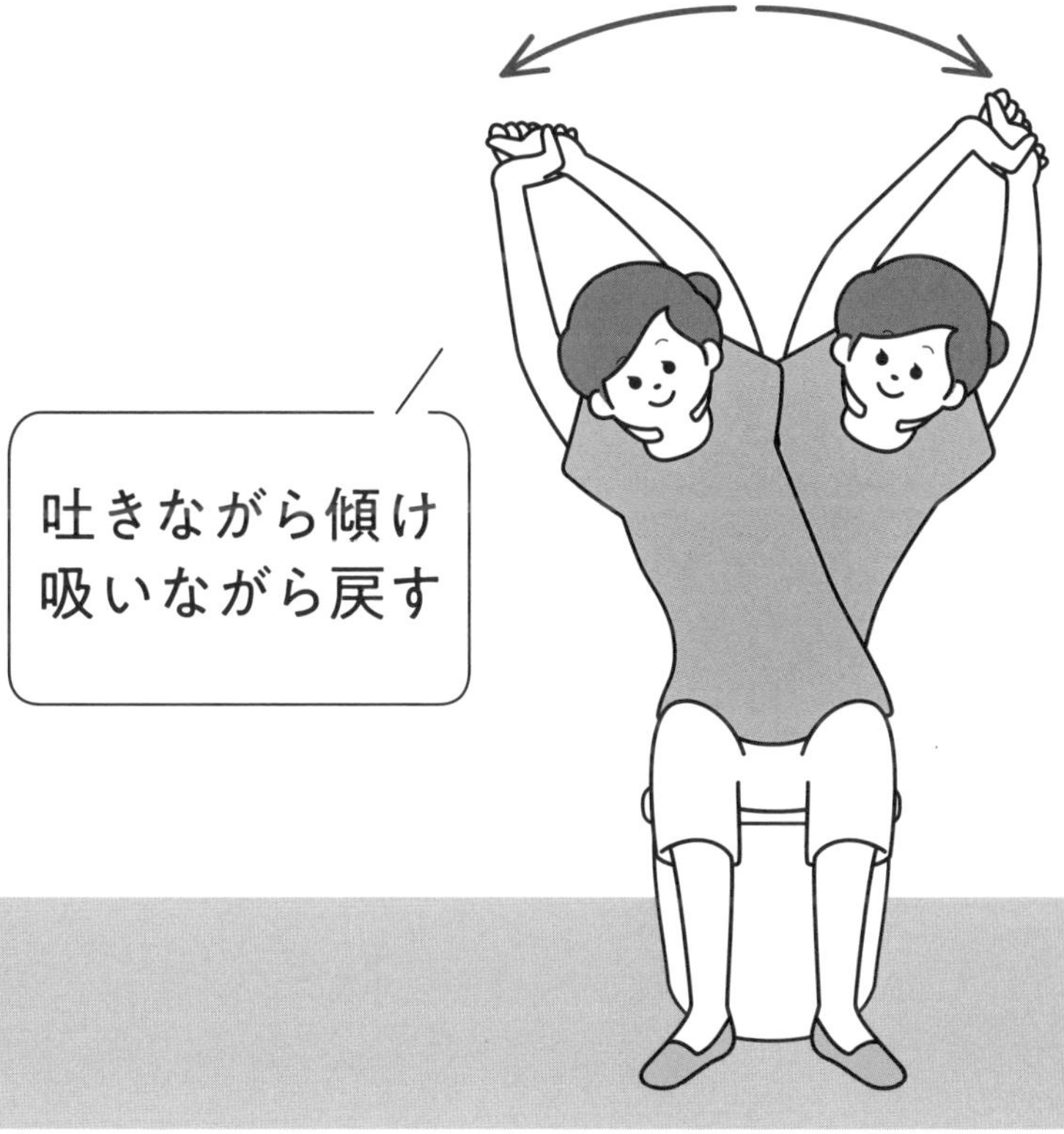

>>> 左右にゆっくりと大きく動かすことで、

特別付録

3

腸にいい健康術3選

Intestinal activity

一日一杯の長生きみそ汁で、腸と心身の健康を手に入れる

腸の健康のため、みなさんにぜひ毎日飲んでいただきたいのが、みそ汁です。特に私は、簡単に作ることができる「長生きみそ汁」をおすすめしていますし、私自身も毎日飲んでいます。

長生きみそ汁の材料と作り方は、以下の通りです。

■材料

・赤みそ　80g
・白みそ　80g
・玉ねぎ　150g（約1個）

・りんご酢　大さじ1

■作り方

①ボウルなどに、玉ねぎをすりおろす。
②①に赤みそ、白みそ、りんご酢を加え、泡だて器で混ぜ合わせる。
③10等分して製氷器に分け入れ、冷凍庫で2～3時間凍らせる。

たったのこれだけです！

あとは、一つずつ製氷器から取り出し、器に入れてお湯をかければ、長生きみそ汁を飲むことができます。

みその原料である大豆には、交感神経の働きを高める植物性タンパク質や食物繊維、幸せホルモン・セロトニンのもととなるトリプトファンなどが含まれていますが、発酵することでさらに栄養価が高くなります。

赤みそには、抗酸化作用が高く、血糖値の上昇を抑え、血液中のコレステロールを低下させる効果のあるメラノイジンや、疲労回復や免疫力を高める効果のあるアルギニンなどが含まれ、白みそには乳酸菌や、ストレスを軽減するといわれるGABAなどが含まれています。

また、玉ねぎにはオリゴ糖や、抗酸化作用が高く、血管をやわらかく保ち、血流を良くする効果のあるケルセチンなどが含まれ、りんご酢には腸内細菌の餌になるグルコン酸、やはり抗酸化作用の高いポリフェノール、カリウムなどが含まれています。

そのため長生きみそ汁には、自律神経と腸内環境を整える働きがあるだけでなく、

・血液がサラサラになる
・糖尿病や高血圧、高脂血症などの生活習慣病や慢性疲労、メンタルトラブルなどの予防・改善

・アンチエイジング

といった効果も期待できます。

長生きみそ汁は、一日のどの時間帯に飲んでもかまいませんが、朝に飲めば腸の働きが促され、便秘の予防・改善につながります。

時間があるときに、まとめて「みそ玉」を作っておけば、忙しい朝でもすぐにみそ汁が飲めますし、しいたけや長ねぎ、わかめなどの野菜や海藻を加えてもいいでしょう。

一日一杯飲むだけで、腸と自律神経が整い、さまざまな健康効果が得られる長生きみそ汁。

ぜひ、みなさんも試してみてください。

朝食前や夜寝る前に、大さじ一杯のアマニ油を摂り、便秘しらずの体になる

毎日大さじ一杯のアマニ（亜麻仁）油を摂ることも、腸の健康を維持するうえで非常に有効です。

便秘になって腸が詰まると、便の水分がどんどん吸収され、硬くなってさらに動きにくくなります。

しかし、そこに油分が届くと、固まった便をコーティングし、動きやすくしてくれますし、排便時の肛門の痛みもやわらぎます。

どんな油でもこの効果は得られますが、成熟した亜麻の種子から得られるアマニ油に含まれる「オレイン酸」は、胃や腸で吸収されることなく大腸まで届き、大腸を刺激してぜん動運動を促進してくれます。

また、アマニ油にはα－リノレン酸が多く含まれています。

α－リノレン酸には脳や心臓、神経系の機能を促進する、中性脂肪を下げる、血圧を安定させ血管を健康にする、関節や軟骨、肌などの健康を守る、免疫反応のバランスを整える、炎症を抑えるといったさまざまな健康効果があります。

アマニ油の摂り方ですが、そのまま飲むか、ドレッシングとしてサラダにかける、パンやヨーグルトにかけるなど、とにかく生のまま摂取してください。

カロリーが気になる人もいらっしゃるかもしれませんが、大さじ一杯で100キロカロリー程度です。

アマニ油はいつ摂ってもかまいませんが、寝る前に摂ると、翌朝の快便につながるため、おすすめです。

カロリーが気になる人は、エネルギー代謝の良い朝に摂取するといいでしょう。

寝る前に3行日記をつけることで、自律神経を整える

嫌なことがあったり、悩みや気になることがあったりして、夜、布団に入ってからもいろいろと考えてしまい、なかなか寝られない……。

そんな経験のある人は、おそらく少なくないはずです。

しかし、ストレスを抱えた状態や睡眠不足の状態が続くと、どうしても自律神経のバランスが乱れ、腸にも影響が及びます。

ストレスはできるだけ早く解消し、どんな日でもできるだけ質の高い睡眠をとること。

これが、心と体、そして腸を健康に保つうえで、非常に重要です。

そこで、ぜひみなさんに実践していただきたいのが、「3行日記」です。

「日記なんて面倒」と思う人もいらっしゃるかもしれませんが、やることは至ってシンプル。

「3行日記」という名前の通り、

1行目に「今日、一番失敗したこと」
2行目に「今日、一番成功したこと」
3行目に「明日の目標」

を書くだけです。

できれば毎晩、寝る前に3行日記の時間をつくり、ノートや手帳にこの3行だけ書いてみてください。


各行について、もう少し詳しく説明しましょう。

1行目には、その日に失敗したことや、嫌だと感じたことを書きます。ネガティブな出来事や感情をそのままにしていると、いつまでも引きずってしまうおそれがありますが、いったん頭から取り出し、紙に書くことで、客観的に検証でき、気持ちをリセットすることができます。

書き出した後、「まあ、いいか」「失敗は成功のもと。次に生かそう」と声に出して言うと、より気持ちが切り替わりやすくなるかもしれません。

2行目には、その日成功したことや嬉しかったこと、感動したことを書きます。おいしいものを食べられた、懐かしい人に会ったなど、どんなささいなことでもかまいません。

大事なのは、たとえネガティブな出来事があっても、そこばかりにフォーカスをあてず、「でも、いいこともあった」と気づくことです。

そこに気づけるようになると、何気ない日常の中で小さないいこと、小さな感動を見つけられるアンテナが磨かれ、ポジティブな気持ちでいられることが多くなり、自律神経のバランスも整っていきます。

そして3行目には、明日の目標や、今、関心を持っていることを書きます。

これも、明日は早く起きて散歩をする、たまっていたメールの返事を出す、といったささいなことでかまいません。

とにかく、未来のビジョンを具体的にイメージし、気持ちを明日の自分に向けましょう。

3行日記を始めた人からは、よく「悩みや不安に左右されず、夜、ぐっすり眠れるようになりました」「気持ちが安定してきました」といった声を聞きます。

みなさんもぜひ3行日記で自律神経のバランスを整え、腸の健康を手に入れてください！

医師の私が30年間腸活を続けてきて

もともとは小児外科医としてキャリアをスタートさせた私が、腸に関心を持つようになったのは、自分自身の体調を崩しかけたことがきっかけでした。

順天堂大学の医学部を卒業した後、30歳から4年間、イギリスやアイルランドの大学病院に留学したのですが、そこで待っていたのはあまりにもハードな日々。とにかく忙しく、十分に休むことも眠ることもできず、過剰なストレスや慢性的な疲労感を抱え、大きく心身のバランスを崩してしまったのです。

しかし、仕事は休めず、ストレスはたまる一方。

いつもお腹の調子が悪く、疲労は回復しない。

それでもやはり、休む時間はとれない。

そんな悪循環の中にいた私は、「このままでの生活ではいけない」「医者の不養生となる前にできることはないか」と、最先端の医学を学びながら研究を重ねました。

人間を根本から健康にする方法はないのか。

そう考え、当時の最先端の医学を学びながら研究を重ねた結果、「腸が健康になれば、体全体が健康になる」という答えにたどり着いたのです。

この30年の間に研究が進み、腸の働きがより明確になりましたが、それを踏まえて考えると、自律神経も腸内環境も乱れていた、当時の私の体調が悪かったのは当然だといえるでしょう。

腸の状態を良くする方法を徹底的に研究した私は、本書で紹介した30秒腸活のもととなる呼吸法やエクササイズ、そして朝の腸活などを実践し、腸内環境や自律神経のバランスを徹底的に整えました。

するとﾠ、心身の調子が劇的に改善し、どんなに多忙でも疲れにくい体になったのです。

腸が整っていると、こんなにも体調がいいのかと自分でも驚きました。


これは、私の人生にとって最大の発見でした。


その後、腸と自律神経に関する研究を重ねる中で、便秘に苦しんでいる人が多いことを知った私は、日本人の腸内環境を整えることを自分の使命だと考えるようになり、1995年に日本初の便秘外来を開設。

「便秘なんて病気ではない」「便秘ごときで病院に行くなんて」という風潮がまだ残っている時代でしたが、自律神経と腸の関係性や腸の健康の大事さに関心が集まるにつれ、多くの患者さんが訪れるようになり、いつしか初診まで6年待ちという状況になっていきました。

もともとは自分の心身の調子を整えるために始めた腸活ですが、それ以来、私は「腸こそが健康の主役である」と考え、30年以上にわたって、患者さんに腸の大切さを伝えてきたのです。

高齢者の仲間入りをし、より腸の大切さを感じている私ですが、30秒腸活を、そして朝活を続けてきて良かったと、心から思っています。

もし腸の大切さに気づいていなかったら、私はこの年齢で、今のように元気に働いていられなかったかもしれません。

本書が、小林式腸活が、みなさんが健康に長生きする一助となれば幸いです。

小林弘幸（こばやし・ひろゆき）
順天堂大学医学部教授。日本体育協会公認スポーツドクター。
1960年、埼玉県生まれ。87年、順天堂大学医学部卒業。92年、同大学大学院医学研究科修了。ロンドン大学付属英国王立小児病院外科、トリニティ大学付属医学研究センター、アイルランド国立小児病院外科での勤務を経て、順天堂大学小児外科講師・助教授を歴任する。自律神経研究の第一人者として、プロスポーツ選手、アーティスト、文化人へのコンディショニング、パフォーマンス向上指導に関わる。また、順天堂大学に日本初の便秘外来を開設した"腸のスペシャリスト"でもあり、みそをはじめとした腸内環境を整える食材の紹介や、自律神経と腸を整えるストレッチの考案など、様々な形で健康な心と体の作り方を提案している。『医者が考案した「長生きみそ汁」』、『最高の体調を引き出す 超肺活』（アスコム刊）などの著書のほか、「世界一受けたい授業」（日本テレビ）や「中居正広の金曜日のスマイルたちへ」（TBSテレビ）などメディア出演も多数。

腸の名医が
30年かけてたどり着いた
お腹が弱い人のための30秒腸活

発行日　2024年 6 月 10日　第 1 刷
発行日　2024年 10月 17日　第10刷

著者　小林弘幸

本書プロジェクトチーム
編集統括　柿内尚文
編集担当　栗田亘
デザイン　小口翔平（tobufune）
イラスト　フクイヒロシ
編集協力　村本篤信
本文デザイン・DTP　廣瀬梨江
校正　荒井順子

営業統括　丸山敏生
営業推進　増尾友裕、綱脇愛、桐山敦子、相澤いづみ、寺内未来子
販売促進　池田孝一郎、石井耕平、熊切絵理、菊山清佳、山口瑞穂
吉村寿美子、矢橋寛子、遠藤真知子、森田真紀、氏家和佳子
プロモーション　山田美恵
講演・マネジメント事業　斎藤和佳、志水公美

編集　小林英史、村上芳子、大住兼正、菊地貴広、山田吉之、大西志帆、福田麻衣、小澤由利子
メディア開発　池田剛、中山景、中村悟志、長野太介、入江翔子、志摩晃司
管理部　早坂裕子、生越こずえ、本間美咲
発行人　坂下毅

発行所　株式会社アスコム

〒105-0003
東京都港区西新橋2-23-1　3東洋海事ビル
TEL：03-5425-6625

印刷・製本　日経印刷株式会社

Printed in Japan ISBN 978-4-7762-1349-9